Schmidt / Bayer

Mineralstoffwechsel
und
rheumatischer Formenkreis

Mineralien und Spurenelemente in Klinik und Praxis

Band 4

Mineralstoffwechsel und rheumatischer Formenkreis

Herausgegeben von:
K. SCHMIDT und *W. BAYER*

Mit Beiträgen von:
W. BAYER, Stuttgart
F. BOYSEN, Malmö/Schweden
N. DETTMER, Bad Waldsee
M. HEINITZ, Baden-Baden
U. MESSNER, Bad Waldsee
K. H. SCHMIDT, Tübingen
W. SCHMITZ-HARBAUER, Krefeld
G. N. SCHRAUZER, Ja Jolla, USA
M. TOLONEN, Espoo, Finnland

Mit 20 Abbildungen und 4 Tabellen

Verlag für Medizin Dr. Ewald Fischer · Heidelberg

CIP-Kurztitelaufnahme der Deutschen Bibliothek

**Mineralstoffwechsel und rheumatischer Formen-
kreis** / hrsg. von: K. Schmidt u. W. Bayer.
Mit Beitr. von W. Bayer ... – Heidelberg:
Verlag für Medizin Fischer, 1986.
　(Mineralien und Spurenelemente in Klinik
　und Praxis; Bd. 4)
　ISBN 3-88463-073-3
NE: Schmidt, Karlheinz [Hrsg.]; Bayer,
Wolfgang [Mitverf.]; GT

Herstellerische Betreuung: Axel Treiber

© 1986 Verlag für Medizin Dr. Ewald Fischer GmbH, Heidelberg

Alle Rechte, insbesondere die der Übersetzung in fremde Sprachen, vorbehalten. Kein Teil dieses Buches darf ohne schriftliche Genehmigung des Verlages in irgendeiner Form – durch Photokopie, Mikrofilm oder irgendein anderes Verfahren – reproduziert oder in eine von Maschinen, insbesondere von Datenverarbeitungsmaschinen, verwendbare Sprache übertragen oder übersetzt werden.
All rights reserved (including those of translation into foreign languages). No part of this book may be reproduced in any form – by photoprint, microfilm, or any other means – nor transmitted or translated into a machine language without written permission from the publishers.
Die einzelnen Beiträge geben die persönlichen Auffassungen der jeweiligen Autoren wieder und decken sich nicht notwendigerweise mit denen der Herausgeber.

Verlags-Nr. 8601 · ISBN 3-88463-073-3

Gesamtherstellung: Druckhaus Darmstadt GmbH, Kleyerstraße 9, 6100 Darmstadt

Vorwort

In Fortsetzung der Reihe „Mineralien und Spurenelemente in Klinik und Praxis" gibt der vorliegende Band die Referate der Baden-Badener Tagung vom November 1984 über „Mineralstoffwechsel und rheumatischer Formenkreis" wieder. Der Inhalt wurde erweitert um neueste wissenschaftliche Daten aus klinischen Untersuchungen über die Relevanz von Mineralstoffdaten für die Diagnostik rheumatischer Gelenkerkrankungen.

Die Tradition einer Verbindung von Wissenschaft, Klinik und Praxis wird im vorliegenden Band fortgesetzt, so daß Universitätsforscher, klinische Rheumatologen und Referenten aus der Praxis zu Wort kommen. Auf diese Weise entsteht eine Gesamtschau der Problematik rheumatischer Erkrankungen unter dem Aspekt des Mineralstoffwechsels, die für interessierte Kollegen, Wissenschaftler, Laien und Patienten von Nutzen sein kann.

Ein Fortschritt bei der Aufklärung der Erkrankungen des Bewegungsapparates hinsichtlich Ursachen, Pathogenese, Therapie und Rehabilitation kann nur von interdisziplinären Ansätzen erwartet werden, zu denen alle beteiligten Gruppen, Wissenschaft, Klinik und Praxis beitragen müssen. Die Baden-Badener Tagung und der vorliegende Band möchten für das Teilgebiet des Mineralstoffwechsels zu diesem Bemühen beitragen.

In diesem Sinne wünschen wir dem Buch eine wohlwollende Aufnahme bei den Kollegen.

Stuttgart, im Frühjahr 1986

Karlheinz Schmidt
Wolfgang Bayer

Inhalt

Dettmer, N.:
Zur Diagnostik und Therapie rheumatischer Gelenkerkrankungen 11

Schmidt, K. H.:
Die Entzündung und ihre Wechselwirkung mit dem Mineralstoffwechsel 19

Schrauzer, G. N.:
Neuere Anschauungen über die Wirkung von Metallpräparaten und Spurenelementen bei rheumatisch-arthritischen Erkrankungen 29

Bayer, W.:
Spurenelementanalysen bei entzündlich-rheumatischen Erkrankungen 37

Messner, U.:
Zink und Kupfer als diagnostische Parameter – eine klinische Studie an 30 Rheumapatienten 49

Boysen, F.:
Praxiserfahrungen mit Mineralstoffen und Spurenelementen bei rheumatischen Erkrankungen 65

Heinitz, M.:
Diagnostische und therapeutische Möglichkeiten mit Kupfer und Zink bei rheumatischen Erkrankungen 73

Schmitz-Harbauer, W.:
Stellenwert der Entzündungsparameter bei der rheumatoiden Arthritis unter biologischer Therapie 81

Tolonen, M.:
Vitamine, Mineralien und essentielle Fettsäuren als ergänzende Biotherapie bei rheumatischen Erkrankungen – erste Erfahrungen 93

Diskussion 99

Autorenverzeichnis

Bayer, W., Dr. rer. nat.
Laboratorium für spektralanalytische und biologische Untersuchungen, Bopserwaldstr. 26, D 7000 Stuttgart 1.

Boysen, F., Dr.
Davidshallsgatan 28, S 21145 Malmö, Schweden.

Dettmer, N., PD Dr. med.
Arzt für Innere Medizin – Rheumatologie
Chefarzt der Schloßparkklinik, Steinacher Straße, D 7967 Bad Waldsee.

Heinitz, M., Dr. med., Leit. Med. Direktor
Facharzt für innere Medizin, Chefarzt der Fachklinik Höhenblick der LVA Baden, Leopoldstr. 23, D 7570 Baden-Baden.

Messner, U., Dr. med.
Schloßparkklinik, Steinacher Straße, D 7967 Bad Waldsee.

Schmidt, K. H., Prof. Dr. rer. nat. Dr. med.
Chirurgische Universitätsklinik, Wissenschaftliche Laboratorien, Calwer Straße 7, D 7400 Tübingen.

Schmitz-Harbauer, W., Dr. med.
Prakt. Arzt, Naturheilverfahren, Homöopathie, Bismarckstr. 114, 4150 Krefeld.

Schrauzer, G. N., Prof. Dr.
Department of Chemistry, University of California, Ja Jolla, California, USA.

Tolonen, M., PD Dr. med.
Ylisrinne 10 B 5, SF 02210 Espoo 21, Finnland.

Zur Diagnostik und Therapie rheumatischer Gelenkerkrankungen

N. Dettmer

Beginnen wir mit dem Rheumabegriff. Hier muß jedem klar sein, daß Rheuma keine Krankheit und keine Diagnose ist, sondern der Oberbegriff für alle Krankheiten, die sich teils ausschließlich und teils auch nur partiell am Bewegungsapparat manifestieren und Schmerzen am Bewegungsapparat verursachen. Ohne Differenzierung des Begriffs, d. h. ohne eine im Einzelfall zu stellende klare Diagnose, wirkt der Begriff Rheuma unheilvoll, weil er wegen seiner unklaren Definition und Verschwommenheit in der Werbung, aber auch bei Diskussionen über therapeutische Ansatzpunkte häufig mißbraucht wird. Das gilt leider gerade auch für Aspekte der Erfahrungsmedizin, deren unter Umständen gute Ansatzpunkte durch diffuse Begriffsbestimmungen wie ,,Rheuma" verwässert werden können.

Für therapeutische Betrachtungen ist folgendes wichtig: Die Erkrankungen des rheumatischen Formenkreises kann man in 4 große Hauptgruppen einteilen.

1. Die **Gruppe der entzündlichen Erkrankungen:**

    Dazu gehört die chronische Polyarthritis, die Bechterewsche Krankheit, das akute rheumatische Fieber sowie einige seltenere entzündlich rheumatische Krankheiten wie die Panarteriitis nodosa, der Erythematodes, die Sklerodermie oder Sonderformen der chronischen Polyarthritis wie M. Reiter, M. Still, Caplan-Syndrom, Sjögren-Syndrom usw.

    Diese erste Gruppe der Erkrankungen des rheumatischen Formenkreises hat *Klemperer* Mitte der 30iger Jahre unter dem Begriff der Kollagenosen zusammengefaßt und damit nichts anderes gemeint, als eine Gruppe von systemischen Bindegewebserkrankungen entzündlicher Natur. Aus dieser Definition geht auch schon hervor, daß diese Krankheiten sich zwar hauptsächlich an Gelenken und Wirbelsäule manifestieren, durchaus aber auch das Bindegewebe **innerer Organe** betreffen können.

2. Die zweite Gruppe von Erkrankungen, die unter dem Sammelnamen Rheuma zu sehen sind, sind die **degenerativen Gelenk- und Wirbel-**

säulenerkrankungen, also Arthrosen, Spondylosen, Bandscheibenveränderungen und ähnliches.

Hier ist derzeit noch eine heftige Diskussion darüber im Gange, ob und in welchem Prozentsatz entzündliche Vorgänge bei den klinisch mit erheblichen Schmerzen einhergehenden sogenannten aktivierten Formen dieser Krankheiten eine Rolle spielen. *Faßbender* meint, daß eine Arthrose dann, wenn sie klinisch in Erscheinung tritt, auch Entzündungsparameter aufweist. Andere Autoren betonen den degenerativen Charakter der Krankheit, der nur relativ selten mit einer entzündlichen Komponente verbunden sei.

Die Arthrose nimmt in den weitaus häufigsten Fällen ihren Ausgangspunkt am Gelenkknorpel, der z. B. einer auf Jahre hinaus bestehenden Fehlbelastung nicht mehr gewachsen ist und übermäßige Abbauraten zeigt, die dann vor allem zum Verschwinden der Proteoglykane im Knorpel und damit zu einer möglichen Auffaserung des Gelenkknorpels führen können. Der Degenerationsprozeß am Knorpel führt im weiteren Verlauf der Krankheit dann auch zu Veränderungen an der Gelenkkapsel, die wiederum einen Prozeß des Fortschreitens der Erkrankungen mitbestimmen und zu einer weiteren Verfallssituation des Gelenkknorpels führen können.

Otte meint, daß durch die Abbauprodukte des Knorpels Irritationsfaktoren im Gelenk entstehen, die zu einer entzündlichen Reaktion der Gelenkkapsel führen. In der Tat findet man manchmal entzündliche Veränderungen in den Gelenkkapselbezirken bei Arthrosen, streitet sich aber wie gesagt noch über die Zusammenhänge zwischen diesen Veränderungen und dem Beschwerdebild wie auch über den prozentualen Anteil dieser Entzündungen bei Arthrose.

Ähnliches gilt für Verschleißprozesse an der Wirbelsäule. Auch hier sind die möglichen entzündlichen Veränderungen sekundärer Natur und im Grunde auf Reizzustände zurückzuführen, die dann eine entzündliche örtliche Bindegewebsreaktion auslösen können.

3. Die Gruppe der **stoffwechselbedingten Gelenk- und Wirbelsäulenerkrankungen:**

Hauptvertreter dieser Art ist die Gicht, aber auch die Chondrocalzinose, die Ochronose und einige andere Speicher- und Stoffwechselkrankheiten können zu schmerzhaften Gelenkveränderungen führen. Auch hier wieder ist die Entstehung und auch die Pathogenese der Gelenkerkrankung sauber abzugrenzen gegenüber den ersten beiden genannten Gruppen. Es ist klar, daß hier die Diagnostik der Stoffwechselstörung im Vordergrund steht und man durch Beseitigung dieser Störung im allgemeinen auch die Gelenksymptomatologie in den Griff bekommt.

4. Die Gruppe des sogenannten **Weichteilrheumatismus:**
Das sind Erkrankungen an Muskeln, Bändern und Sehnen im Umfeld der Gelenke und der Wirbelsäule, die zeitweilig durchaus hartnäckig und auch sehr schmerzhaft sein können, aber eben doch von eigentlichen Gelenkerkrankungen abgegrenzt werden müssen. Hierzu gehören Krankheiten wie die Periarthropathia humeroscapularis, also die schmerzhafte Schultersteife, oder die Periarthropathia coxae mit schmerzhaften Sehnenansatzstellen im Trochanter major-Bereich, die eine Koxarthrose vortäuschen können, oder auch der Tennisarm, also die Epizondylopathie, um nur einige Beispiele zu nennen.

Es liegt auf der Hand, daß diese vier Krankheitsgruppen innerhalb der rheumatischen Krankheiten sehr sorgfältig und sauber differentialdiagnostisch abgetrennt werden müssen. Lassen Sie mich dazu einige Bemerkungen machen:

Das wesentlichste differentialdiagnostische Kriterium ist in diesen Fällen der **klinische Befund.** D. h. also die Schwellung, Rötung, Überwärmung, evtl. Ergußbildung in betroffenen großen oder kleinen Gelenken, Bewegungseinschränkung, evtl. Morgensteifigkeit sowie der Schmerzcharakter, also Anlaufschmerz, Ruheschmerz, Nachtschmerz und ähnliches. Die Druckschmerzhaftigkeit von Sehnenansatzstellen oder Verspannungen der Muskulatur sowie Verquellungszustände der Muskulatur (Myogelosen) sind im Rahmen der klinischen Befunderhebungen wichtig. Es kommt also auf eine sehr exakte Untersuchung des Bewegungsapparates bei solchen Patienten an, wobei auch ein sogenannter Gelenkstatus erhoben werden muß, der grundsätzlich die Untersuchung aller Gelenke bei den entzündlichen Erkrankungen des rheumatischen Formenkreises einschließen soll.

Erst in zweiter Linie kommen dann **labortechnische** und **radiologische Untersuchungsmethoden** hinzu, um die Diagnose abzusichern bzw. zu erhärten. Dabei ist grundsätzlich zu sagen, daß der positive Nachweis des Rheumafaktors etwa bei der chronischen Polyarthritis-Diagnostik nur einen relativ geringen Aussagewert hat. Es gibt ja immerhin etwa 15% Polyarthritiker, deren Rheumafaktor negativ ist, deren Erkrankung aber unter Umständen ebenso foudroyant verläuft, wie die der Patienten mit Rheumafaktor. Außerdem kann Rheumafaktor positiv sein bei Lebererkrankungen und bei Tumorerkrankungen. Bei 3% der Normbevölkerung ist er ohnehin positiv. Neben dem Nachweis des Rheumafaktors kann man bei der Polyarthritis allgemeine Entzündungszeichen finden wie Erhöhung der Blutsenkung, positives C-reaktives Protein und, was im Rahmen des heutigen Themas wohl Bedeutung hat, eine Verschiebung der Eisen- und Kupferwerte in Richtung auf Erniedrigung des Eisens und Erhöhung des Kupfers.

Im Gegensatz zu den entzündlichen Erkrankungen findet man in den 3 anderen genannten Gruppen von rheumatischen Krankheiten im allgemeinen keine generellen Entzündungszeichen. D. h. nicht, daß nicht lokal entzündliche Prozesse als Antwort auf einen chronischen Reiz sich abspielen können. Auch die in der dritten Gruppe genannten Krankheiten können entzündliche Lokalreaktionen auslösen, infolge sogenannter kristallinduzierter entzündlicher Reizzustände der Gelenkkapsel. Im übrigen ist bei dieser Gruppe von Krankheiten labortechnisch der Nachweis der Stoffwechselstörung nötig. In der Synovia kann man bei diesen Krankheiten entweder Kristalle oder andere pathologische Stoffwechselprodukte nachweisen und dann die Diagnose sichern.

Schwierig ist häufig die Diagnose im Bereich der vierten Gruppe, nämlich des Weichteilrheumatismus zu stellen. Hier kommt es ebenfalls weitgehend auf den klinischen Befund an, Labor und häufig auch das Röntgen lassen uns im Stich.

Was in diesem Bereich noch erwähnenswert erscheint ist folgendes: Nicht so ganz selten werden weichteilrheumatische Symptomatologien auch ausgelöst oder verschlimmert durch psychische Probleme, die mit Vorliebe in der Nackenmuskulatur und in den Schultergürtel hinein verlagert werden können und dann eine echte psychosomatische Leidenssituation hervorrufen. Hier ist eine längere Unterhaltung mit den Patienten diagnostisch hilfreich.

Nach dieser mehr globalen Übersicht über die Diagnostik der rheumatischen Krankheiten nun einige Worte zur **Therapie.** Nach meinen Vorbemerkungen ist schon klar, daß man wohl vergeblich einen gemeinsamen Hebel therapeutischer Art bei all diesen Krankheiten ansetzen kann.

Das muß nach unseren heutigen Kenntnissen eine Utopie sein. Den Stein des Weisen gibt es auch hier nicht. Auf die konservative Therapie der einzelnen Krankheitsgruppen des rheumatischen Formenkreises möchte ich nicht im einzelnen eingehen. Ich möchte nur einige wenige Dinge sagen, die mir am Herzen liegen und die vielleicht auch Ihnen, meine Damen und Herren, gewisses Rüstzeug vermitteln können.

Die konservative Therapie der entzündlichen Erkrankungen des rheumatischen Formenkreises ist sehr diffizil. Wie Sie wissen, unterscheidet man dabei sogenannte Basistherapeutika und Medikamente, die nur einen symptomatischen Effekt haben sollen. Zur ersteren Gruppe gehören Resochin, Goldpräparate in parenteraler oder oraler Form sowie das D-Penicillamin, also Trolovol und Metalcaptase. Die andere Gruppe von Medikamenten wird vor allem durch die nichtsteroidalen Antirheumatika vertreten, die ja in letzter Zeit mehr und mehr in den Schußbereich des Bundesgesundheitsamtes geraten sind. Ein paar Worte noch zum Cortison:

Vor 25 Jahren waren Cortisonpräparate bei der Behandlung fast aller rheumatischen Erkrankungen das Mittel der Wahl. Heute wissen wir, daß Cortisonderviate außerordentlich gute schmerzstillende Medikamente sind, daß aber der rheumatische Prozeß unter Corticoiddauergaben weitergeht, man also unter diesen Medikamenten keine Remission der Krankheit erreichen kann. Cortison wird in der modernen Rheumatologie eigentlich nur lokal am Gelenk bei heftig schmerzhaften, mit Ergußbildung einhergehenden Veränderungen eingesetzt, dann aber ebenfalls sparsam etwa 1 oder 2 Injektionen. Darüber hinaus kann man mit Hilfe einer sogenannten Stoßtherapie, also hochdosierter peroraler Gabe von Cortisonpräparaten, das Schubgeschehen bei Polyarthritis günstig beeinflussen. Man baut aber diese hohe Anfangsdosis relativ rasch wieder ab und geht dann zu nichtsteroidalen Antirheumatika über. Das alles sind ja Dinge, die Sie schon 10 oder 20mal gehört haben, die ich nur pflichtgemäß hier erwähnen muß.

Völlig abzulehnen sind Corticoid-Depot-Injektionen i. m. und Kombinationspräparate mit nichtsteroidalen Antirheumatika bei der Polyarthritis.

Was mir am Herzen liegt, ist aber noch folgendes: Wir sind in der medikamentösen Behandlung der Polyarthritis immer noch in einer Situation, die man als unbefriedigend bezeichnen muß. Man kennt bis heute nicht den exakten Wirkungsmechanismus der Goldpräparate oder des D-Penicillamins. Ob die Wirkungen der nichtsteroidalen Antirheumatika auf die Krankheit in einer Hemmung der Prostaglandinsynthese oder in Hemmung von Immunprozessen liegen, ist auch pathogenetisch nicht sicher abgeklärt, weil eben einfach die Pathogenese dieser Krankheit in weiten Teilen noch im Dunkeln liegt. Im Grunde ist man, wenn man als Schulmediziner ehrlich sein soll, in bezug auf die konservative Therapie der chronischen Polyarthritis und anderer entzündlicher rheumatischer Krankheiten nichts anderes als ein Erfahrungsmediziner. Was nützt uns ein Präparat, dessen Wirkungsmechanismus im Labor vorzüglich aufgeklärt ist, das aber am Patienten keinerlei Wirkung zeigt. Umgekehrt kann man sagen, daß ein behandelnder Arzt zu erfahrungsgemäß klinisch wirksamen Medikamenten greifen wird, auch wenn ihm der Wirkungsmechanismus unbekannt ist.

Hier sind wir bei einem Problem, das in der Rheumatologie eine besondere Rolle spielt, nämlich bei der Frage nach der **klinischen Wirksamkeit von Präparaten.**

Man weiß im Einzelfall über einen kürzeren Zeitraum nie, wie die Krankheit verlaufen wäre, wenn man statt des Medikamentes A das Medikament B gegeben hätte oder gar kein Medikament. Das ist eine Frage, die natürlich auch in der Erfahrungsmedizin und auch in der Tätigkeit von Heilpraktikern eine große Rolle spielt. Wir müssen in der Schulmedizin darauf bestehen, daß man die medikamentöse Behandlung verschiedener Gruppen von Patienten mit Erkrankungen des rheumatischen Formenkreises sorgfältig in ihrem klinischen Befund, in ihren Laborparametern und auch in ihrem radiologischen Befund über längere Zeit dokumentiert, um zu sehen, ob man wirklich mit einer entsprechend definierten medikamentösen Therapie den Krankheitsverlauf statistisch signifikant beeinflussen kann. Es nützt überhaupt nichts, wenn man Frau Krauses und Herrn Müllers spektakuläre Krankheitsverläufe über 6 Monate schildert mit einer Heilung der entsprechenden Krankheit, solange man nicht erstens eine saubere Diagnostik gemacht hat mit den oben erwähnten differentialdiagnostischen Notwendigkeiten, zweitens einen ganz exakten klinischen Befund erhoben hat, der dann in der gleichen Exaktheit natürlich über die Zeit wiederholt werden muß, damit man entsprechende Vergleichsmöglichkeiten hat, drittens festgehalten wird, ob noch andere Medikamente oder physikalisch-therapeutische Maßnahmen oder Krankengymnastik oder Ergotherapie zur gleichen Zeit durchgeführt werden.

Zum letzteren Aspekt lassen Sie mich folgendes sagen: Die sinnvolle Anwendung der physikalischen Therapie, gleichgültig, ob es sich um Elektrotherapie, Bäder aller Art, Krankengymnastik, Ergotherapie oder ein anderes definiertes Vorgehen handelt, hat in der Therapie von rheumatischen Krankheiten von jeher, ich möchte sagen, seit Jahrtausenden, einen ganz erheblichen und nicht zu unterschätzenden Stellenwert. Das muß man bei kurzfristig durchgeführten Prüfungen in die Bewertung einbeziehen.

Noch ein Wort zur medikamentösen Therapie der chronischen Polyarthritis:

Die bisher ja immer noch unbefriedigende, weil zum Teil mit erheblichen Nebenwirkungen belastete, z. T. aber auch wirkungslose medikamentöse Therapie mit sogenannten Basistherapeutika sollte nicht in Grund und Boden verteufelt werden. Immerhin hat man bei Anwendung von Goldpräparaten in 67% der Patienten (bei einer sich über Europa erstreckenden Studie) monate- und jahrelange Remissionen der Krankheit gesehen. Dennoch ist es so, daß man in der Rheumatologie auch neueren Ansatzpunkten und neueren medikamentösen Möglichkeiten aufgeschlossen gegenüberstehen sollte. Ich nenne hier nur als Beispiel **Azulfidine** sowie **Encephabol** als ein chemisch dem D-Penicillamin verwandter Stoff. Auch wir haben mit Azulfidine und mit Encephabol zeitweise positive Erfahrungen. Auch die **Enzymtherapie** (**Wobenzym** oder **Mulsal**) ist in letzter Zeit vermehrt propagiert worden. Wie Sie wissen, hat *Steffen* in Wien einen Wirkungsmechanismus dieser Enzymkombination bei der Polyarthritis skizziert. Auch hier sind inzwischen klinische Erfahrungen vorhanden, daß Mulsal in hoher Dosierung und über längere Zeit tatsächlich zu Effekten führt.

Ein endgültiges Ergebnis ist aber auch hier nur von Langzeitstudien an größeren Patientengruppen (mit Vergleichsgruppen) zu erwarten, so daß diese Frage noch nicht abschließend beantwortet werden kann.

Abschließend lassen Sie mich eins sagen: Als Rheumatologe fühle ich mich weitgehend als Erfahrungsmediziner. Das heißt doch nun aber nicht, daß man die Ergebnisse der Bindegewebsforschung und der modernen Gelenkbiologie ignorieren oder nur nach jeweiligem Bedarf in sein persönliches Denkgebäude einbauen darf. Alles sollte passen. Und solange das nicht so ist, haben wir noch einen weiten, schweren Weg vor uns, alle miteinander.

Die gegenseitige Verteufelung von Schulmedizinern, Erfahrungsheilkundlern, Naturheilkollegen oder etwa gar den Heilpraktikern mag zwar der eigenen Pfründe guttun, der Sache – und letztendlich den Patienten – schadet sie. Wie sagt *Esso*? Wir haben viel zu tun, packen wir's an. Aber bitte gemeinsam und mit Verständnis füreinander und nicht mit ideologischer Verbohrtheit, von welcher Seite auch immer.

Die Entzündung und ihre Wechselwirkung mit dem Mineralstoffwechsel

K. H. Schmidt

Eine geschlossene Abhandlung der Phänomenologie der Entzündungsreaktion, ihrer zellulären und extrazellulären Mechanismen, ihrer Regulation und ihrer langfristigen Konsequenzen für die Funktion von Organen und Organsystemen ist angesichts der vielfältigen biologischen Kaskaden und ihrer komplexen Interaktionen kaum noch möglich. Komplex ist auch die Beziehung zwischen Entzündung und Krankheit, da Entzündung als Ausdruck defensiver, reparativer, kurativer Bemühungen des Organismus verstanden werden kann, während Störungen in der Regulation des Entzündungsprozesses einen eigenständigen Krankheitswert gewinnen. Sicher ist jedoch, daß die Entzündung eine Reaktion ist, die den ganzen Organismus betrifft, wenn auch einzelne Phänomene streng lokalisiert ablaufen können. Dies wird deutlich, wenn man sich an das klinische Bild entzündlicher Prozesse annähert, das durch Symptome wie Dolor, Rubor, Tumor, Calor und gestörte Organfunktion gekennzeichnet ist. Gerade am Beispiel der Fieberreaktion läßt sich die Einbeziehung von Regulationsketten des gesamten Organismus in die entzündlichen Prozesse demonstrieren. Auch die Schmerzreaktion, die das Nervensystem und gewisse humorale Mediatoren involviert, ist ein Beispiel für die Beteiligung des gesamten Organismus. Die Schwellung weist auf Störungen der Balance von Elektrolyten und Wasser an der Zellmembran hin, und die Rötung ist Ausdruck vaskulärer Reaktionen auf den entzündlichen Stimulus. Daß unter diesen veränderten Bedingungen der Durchblutung, der Wärmeregulation, der Kompartimentierung an den biologischen Membranen usw. die normalen Organfunktionen gestört sind, ist nicht verwunderlich.

Ohne zunächst auf die einzelnen biologischen Kaskaden einzugehen, wird man einige Phasen im Ablauf der Entzündungsreaktion unterscheiden können, die das funktionelle Geschehen verständlich machen und ein von Einzelphänomenen befreites, integriertes Bild geben. So werden zunächst zwangsläufig Erkennungsprozesse erforderlich sein, die den entzündlichen Prozeß triggern. Diese primären Signale bedürfen der Transduktion und Amplifikation, um die vielfältigen Reaktionen anzukoppeln und zu koordinieren. Schließlich müssen die Signale über eine gewisse Zeit aufrechterhalten und danach wieder zurückreguliert werden.

Die auf der Ebene der Rekognition, d. h. der Signale, ablaufenden Prozesse finden auf der Ebene der Exekution, d. h. der Abwehr, ihr Korrelat. In den Dienst der Abwehr fremder Informationsträger sind vorwiegend zwei chemische Reaktionstypen gestellt: die Oxidation und die Hydrolyse. Im Sinne einer Verbesserung der Logistik und eines geregelten Nachschubs werden metabolische Prozesse und Zellteilungsvorgänge stimuliert. Weitere Mechanismen dienen dem Schutz körpereigener Substanzen vor dem Angriff durch die aggressiven Abwehrstoffe. Schließlich stellt sich die Frage der restitutio ad integrum, der Defektheilung, des Übergangs in chronisch persistierende Entzündungen, in Fibrose oder Zirrhose, d. h. Vernarbung mit Verlust der spezifischen Funktion und bindegewebigem Ersatz.

Im Rahmen dieser Übersicht sollen einige zentrale Teilschritte und biologische Kaskaden angesprochen werden, denen bei der Entzündung eine Bedeutung zukommt, wobei gleichzeitig Querverbindungen zum Mineralstoffwechsel hergestellt werden, da Mineralien und Spurenelemente auf allen Ebenen des Entzündungsprozesses eine Rolle spielen.

Bei der Übermittlung biologischer Signale an der Zellmembran spielen Mineralstoffe eine vielfältige Rolle, da sie einerseits den Ionengradienten an der Membran aufbauen, der die Triebkraft für zahlreiche Transportvorgänge darstellt. Hierbei sind besonders Natrium und Kalium hervorzuheben, während unmittelbar in die Signaltransduktion vom extra- in den intrazellulären Raum besonders Calcium einbezogen ist. Bei diesem Prozeß ist nicht nur der Ionenflux durch die Membran zu berücksichtigen, auch die Freisetzung von Calcium aus Bindungen an Membranbestandteile ist ein bedeutsamer Mechanismus der Signalübertragung in die Zelle.

Die Verschiebungen ein- und zweiwertiger Metallionen während der Zellaktivierung können nicht isoliert betrachtet werden, da es Kopplungsmechanismen zwischen den einzelnen Elektrolyten gibt, die diese zu einem integrierten Netzwerk verbinden. Auch die durch einzelne Signalkaskaden bewirkten zellbiologischen Konsequenzen scheinen untereinander vernetzt zu sein, wobei Bifurkationen bei der Signaltransduktion auftreten können. Ein typisches Beispiel, das gerade auch für die Entzündungsreaktion große Bedeutung hat, ist die Stimulation von Zellteilungsvorgängen einerseits und von Stoffwechselprozessen andererseits bei

Lymphozyten, die beide über calciumabhängige Teilschritte gesteuert werden. Welche biologischen Reaktionen dann schließlich auftreten, ist weniger eine Funktion des primären Signals als vielmehr eine Funktion des Phänotyps oder des Differenzierungsgrades der Zelle. So wird die Aktivierung bei B-Zellen schließlich zur Produktion von Immunglobulinen führen, während die Aktivierung bei T-Zellen mehr auf die proliferative Funktion ausgerichtet ist im Hinblick auf die Regulation der Immunantwort. Ähnlich muß man die Beteiligung des Gefäßendothels an der Entzündungsreaktion sehen, wobei die Vaskulitis gerade bei rheumatischen Erkrankungen ein frühes Phänomen darstellt. Auch hier sind metabolische und proliferative Aktivierungen durch den primären entzündlichen Stimulus kaum voneinander zu trennen, und Mineralstoffe sind als Mediatoren auf allen Ebenen einbezogen.

Ein mit Entzündungen regelmäßig einhergehendes Phänomen ist die Leukozytose. Sie wird in erster Linie dadurch verursacht, daß an der Gefäßwand, d.h. dem Gefäßendothel anhaftende Leukozyten ihre Adhärenz verlieren und in das strömende Blut überwechseln. Unter normalen Bedingungen teilen sich die im Blut vorhandenen Granulozyten in zwei etwa gleich große Pools auf, den strömenden und den adhärierenden Pool. Beide Populationen dienen als Reserve für die im Gewebe ablaufenden Entzündungen, wobei die Leukozytose Ausdruck der Mobilisierung adhärierender Zellen ist. Es ist bekannt, daß für Adhärenzphänomene von Zellen die Oberflächenladung eine zentrale Rolle spielt, die durch zweiwertige Metallionen stark beeinflußt werden kann. Insofern kommt dem Mineralstoffwechsel bei Teilschritten der Mobilisierung der zellulären Reserven des Abwehrgeschehens eine Schlüsselrolle zu. Die spezifischen Auslöser können dabei strukturell sehr unterschiedlich sein, wie z.B. Adrenalin oder Pyrogene, sie benötigen jedoch für den regulären Ablauf der biologischen Kaskade das Wechselspiel freier und gebundener Mineralstoffe.

Die funktionelle Aktivierung von Entzündungszellen führt nicht nur zu Reaktionen im Adhärenzverhalten, in der nächsten Stufe der biologischen Kaskade wird die Lokomotion beeinflußt. Ziel der Zell-Lokomotion ist eine Ansammlung von Zellen mit spezifischen Abwehrfunktionen gegen Bakterien oder Viren im Bereich des entzündlichen Fokus. Dies verlangt von den Zellen nicht nur die Fähigkeit zur Ortsveränderung, es ist auch eine sensorische Fähigkeit erforderlich, um das gewünschte Ziel einer Zellakkumulation am Ort des entzündlichen Fokus zu erreichen.

Chemokinetische wie chemotaktische Mechanismen sind demnach für die Erfüllung dieser Aufgaben gleichermaßen von Bedeutung, wobei man unter Chemokinese die Steigerung der ungerichteten Beweglichkeit von Zellen durch chemische Mediatoren versteht, während Chemotaxis die chemisch ausgelöste Zellwanderung auf ein spezifisches Ziel hin bezeichnet. Als chemotaktische Mediatoren können zahlreiche Verbindungen wirken, wobei besonders bakterielle Stoffwechselprodukte oder Bestandteile der bakteriellen Zellwand eine Rolle spielen und die chemotaktisch aktiven Zellen in das Gewebe dirigieren.

Daneben ist eine Vielzahl chemotaktischer Stoffe bekannt, die zur Aktivierung von Entzündungszellen beitragen können. Als Beispiele seien genannt: aktivierte Komplementfaktoren, Metabolite der Arachidonsäure vom Typ der Prostaglandine und Leukotriene, radikalische Zwischenprodukte der Sauerstoffreduktion, Produkte der Gerinnungskaskade, Abbauprodukte des Kollagens, Lymphokine, Monokine usw.

Beziehungen zum Mineralstoffwechsel bestehen bei der chemotaktischen Zellaktivierung in vielfältiger Weise. Einmal sind für die Motilität von Zellen verschiedene Funktionen des Zytoskelets zu aktivieren, die Metallionen als essentielle Faktoren benötigen. Dies betrifft neben den kontraktilen Elementen Actin und Myosin auch den gesamten tubulären Apparat, dessen kontrollierte Polymerisation und Depolymerisation durch zweiwertige Metallionen moduliert wird. Für die gerichtete Migration von Zellen des Abwehrsystems zum entzündlichen Fokus ist daher das Wechselspiel der Mineralien mit den Proteinen des Zytoskelets essentiell. Ähnliche Reaktionen des membranassoziierten Zytoskelets spielen auch eine Rolle bei der Inkorporierung von Fremdmaterial in phagozytierende Zellen, wo durch aktive Prozesse ein Teil der Plasmamembran als Vesikel in den Intrazellulärraum eingeschlossen wird. Dieses intrazelluläre Vesikulieren ist für den korrekten Ablauf der Entzündungsreaktion von Bedeutung, wobei wiederum freie und ungebundene Metallionen als Signalstoffe eine Rolle spielen. Erst die Ingestion der fremden Informationsträger in die Vesikel der Phagozyten, die Phagosomen, erlaubt ihre Zerstörung durch oxydative oder hydrolytische Mechanismen. Die dafür erforderlichen Enzyme befinden sich in anderen zellulären Vesikeln, den Lysosomen, mit denen die Phagosomen fusionieren, um das Fremdmaterial mit den Enzymen in Kontakt zu bringen. Auch für die Vesikelfusion ist die Bedeutung von Mineralien nachgewiesen, wobei speziell das Element Calcium als ein fusigenes Mineral bekannt ist, da es durch

Bindung an die Vesikeloberfläche die negativen Abstoßungskräfte aufheben kann.

Schließlich bedürfen die hydrolytischen Enzyme, die den Abbau des Fremdmaterials bewerkstelligen, der Aktivierung, da sie in den ruhenden Zellen in inaktiver Form vorliegen. Diese Aktivierung kann durch pH-Änderung erfolgen, ist nicht selten aber auch durch Metallionen, wie z. B. Magnesium, gesteuert. Bei einigen Peptidasen, die für den weiteren Abbau von Eiweißbruchstücken verantwortlich sind, ist auch Zink als ein wesentlicher Aktivator nachgewiesen worden.

Ein anderer Aspekt der Entzündungsreaktion, bei dem Mineralstoffen eine wichtige Rolle zukommt, sind protektive Mechanismen, mit deren Hilfe körpereigene Strukturen vor den aggressiven bakteriziden Agentien geschützt werden sollen. Dies ist besonders im Falle der hochreaktiven Sauerstoffradikale erforderlich, die a priori nicht zwischen Strukturen der pathogenen Keime und denen des Wirtes unterscheiden. Eine Kontrolle und Regulation der bakteriziden Aktivität ist daher unerläßlich, auch um überschießende Reakionen zu verhindern und die Rückführung der Zellaktivierung in den Ruhezustand möglich zu machen.

Diese Schutzfunktion wird von unterschiedlichen Systemen gewährleistet, wobei zunächst reduzierende Verbindungen etwa vom Typ des Glutathions oder des Ascorbats mitwirken. Auch das essentielle Mineral Selen hat bei diesen Schutzmechanismen eine wichtige Funktion. Einige spezielle Metalloenzyme, wie z. B. Katalase oder Superoxid-Dismutase, haben spezifische Schutzfunktionen bei der Entgiftung von Wasserstoffperoxid oder von Sauerstoffradikalen. Auch dem Coeruleoplasmin, einem kupferhaltigen Plasmaprotein, werden derartige Schutzwirkungen gegen oxidative Gewebeschädigung zugesprochen. Kupfer und Zink sind auch wesentliche Elemente im Aktivzentrum der Superoxid-Dismutase, so daß man auch hieran die Bedeutung von Mineralien und Spurenelementen im Rahmen des Entzündungsgeschehens ablesen kann.

Für die Kontrolle der hydrolytischen Aktivität der lysosomalen Enzyme spielen Inhibitoren der Proteasen eine wesentliche Rolle, von denen hier der alpha-1-Proteaseninhibitor und das alpha-2-Makroglobulin hervorgehoben werden sollen, wobei beim alpha-2-Makroglobulin das Zink als Zentralion eine große funktionelle Bedeutung besitzt. Unkontrollierte hydrolytische Enzymaktivitäten sind gerade für die Destruktionen verantwortlich, die sich bei entzündlichen Gelenkerkrankungen vielfach ergeben.

Es sollte hier auch auf die Tatsache hingewiesen werden, daß oxydative und hydrolytische Mechanismen ineinandergreifen, da Proteaseninhibitoren oxydativ inaktiviert werden können, und so die delikate Balance zwischen den Proteasen und ihren Inhibitoren gestört wird. Dieser Mechanismus ist beispielsweise für das Enzym Elastase von Bedeutung, dessen gewebsdestruierende Wirkung bei rheumatischen Erkrankungen ja seit längerem bekannt ist.

Im Zusammenhang mit den hier im Mittelpunkt stehenden chronischen Entzündungsprozessen der Bindegewebe der Gelenke interessiert natürlich besonders die Frage, welche Mechanismen die Zurückregulierung der entzündlichen Zellstimulation verhindern. Erst die Perpetuierung der entzündlichen Mechanismen schafft die Voraussetzung für die Gewebsdestruktionen, die in der Pathogenese rheumatischer Erkrankungen eine zentrale Rolle spielen.

Trotz umfangreicher Forschungen ist ein allgemein anerkanntes Konzept zur Frage der chronisch perpetuierenden Entzündungsreaktionen noch nicht erarbeitet. Offenbar spielen jedoch genetische Dispositionen eine Rolle, wie man aus den HLA-assoziierten Gelenkentzündungen ersehen kann. Andere Befunde deuten auf einen Mangel an Thymus-Suppressorzellen hin, die für die Zurückregulierung der Entzündung wichtig sind. Gleichzeitig sind verstärkte Antikörper-Syntheseraten durch B-Lymphozyten nachgewiesen worden, wobei es in der Folge zur Bildung von Immunkomplexen kommt, die eine Vaskulitis provozieren können.

Es kann als gesichert angesehen werden, daß eine Störung in der Immunregulation zu den Voraussetzungen für die Entstehung rheumatischer Erkrankungen gehört. Der Mineralstoffwechsel und verschiedene Spurenelemente stehen in enger Wechselbeziehung zu den pathogenetischen Mechanismen rheumatischer Erkrankungen, so daß dieser Bereich gerade auch bei adjuvanten Therapiemaßnahmen Berücksichtigung finden sollte.

Literatur

Allen, R. C. 1982. Chemiluminescence and the study of phagocyte redox metabolism. In: Biochemistry and Function of Phagocytes. F. Rossi and P. Patriarca, Eds. Plenum, New York. pp. 411–422.

Athens, J. W., Haab, O. P., Raab, S. O., Mauer, A. M., Ashenbrucker, H., Cartwright, G. E., Wintrobe, M. M. 1961. Leukokinetic studies. IV. The total blood, circulating and marginating granulocyte pools and the granulocyte turnover rate in normal subjects. J. Clin. Invest. 40: 989–998.

Atherton, A., Born, G. V. R. 1972. Quantitative investigations of the adhesiveness of circulating polymorphnuclear leukocytes to blood vessel walls. J. Physiol. 222: 447–474.

Babior, B. M., Kipnes, R. S. 1977. Superoxide forming enzyme from human neutrophils: evidence for a flavin requirement. Blood 50: 517–524.
Baehner, R. L., Murrmann, S. K., Davis, J., Johnston, R. B. 1975. The role of superoxide anion and hydrogen peroxide in phagocytosis-associated oxidative metabolic reactions. J. Clin. Invest. 56: 571–576.
Bainton, D. F. 1977. Differentiation of human neutrophilic granulocytes. In: The Granulocyte: Function and Clinical Utilization. Alan R. Liss, New York. pp. 1–27.
Becker, A. J., McCulloch, E. A., Siminovitch, L., Till, J. E. 1965. The effect of differing demands for blood cell production on DNA synthesis by hemopoetic colony forming cells of mice. Blood 26: 296–308.
Becker, E. L., Showell, H. J. 1972. The effect of Ca and Mg on the chemotactic responsiveness and spontaneous mobility of rabbit polymorphnuclear leukocytes. Z. Immunitätsforsch. 143: 466–476.
Boucek, M. M., Snyderman, R. 1976. Calcium influx requirement for human neutrophil chemotaxis: Inhibition by lanthanum chloride. Science 194: 905–907.
Boyden, S. 1962. The chemotactic effect of mixtures of antibody and antigen on polymorphnuclear leukocytes. J. Exp. Med. 115: 453–466.
Bryant, R. E., Sutcliffe, M. C. 1972. A method for quantitation of human leukocyte adhesion to glass. Proc. Soc. Exp. Biol. Med. 141: 196–202.
Burgess, A. W., Wilson, M. A., Metcalf, D. 1977. Stimulation by human placental conditioned medium of hemopoetic colony formation by human bone marrow cells. Blood 49: 573–583.
Cartwright, G. E., Athens, J. W., Wintrobe, M. M. 1964. The kinetics of granulopoesis in normal man. Blood 24: 780–803.
De Chatelet, L. R., McPhail, L. C., Shirley, P. S. 1977. Effect of cyanide on NADPH oxidation by granules from human polymorphnuclear leukocytes. Blood 49: 445–454.
DeChatelet, L. R., Wang, P., McCall, C. E. 1972: Hexose monophosphate shunt activity and oxygen consumption during phagocytosis: temporal sequence. Proc. Soc. Exp. Biol. Med. 140: 1434–1436.
Chervenik, P. A., Boggs, D. R. 1971. Patterns of proliferation and differentiation of hematopoetic stem cells after compartment depletion. Blood 37: 568–580.
Chervenik, P. A., LoBuglio, A. F. 1972. Human blood monocytes: stimulators of granulocyte and mononuclear colony formation in vitro. Science 178: 164–166.
Christou, N. V., Meakins, J. L. 1979. Neutrophil function in surgical patients: Two inhibitors of granulocyte chemotaxis associated with sepsis. J. Surg. Res. 26: 355–364.
Cline, M. 1973. Mechanism of acidification of the human leukocytic vacuole. Clin. Res. 21: 595.
Cline, M. J., Golde, D. W. 1979. Cellular interactions in hematopoesis. Nature 277: 177–181.
Croizat, H., Frindel, E., Tubiana, M. 1970. Proliferative activity of the stem cells in the bone marrow of mice after single and multiple irradiations (total and partial-body exposure). Int. J. Radiat. Biol. 18: 347–358.
Dale, D. C., Fanci, A. S. Guerry, D., Wolff, S. M. 1975. Comparison of agents producing a neutrophilic leukocytosis in man. Hydrocortisone, prednisone, endotoxin and etiocholanolone. J. Clin. Invest. 56: 808–813.
Dancey, J. T., Deubelbeiss, K. A., Harker, L. A., Finch, C. A. 1976. Neutrophil kinetics in man. I. Marrow neutrophil cellularity. J. Clin. Invest. 58: 705–715.
Gallin, J. I., Rosenthal, A. S. 1974. The regulatory role of divalent cations in human granulocyte chemotaxis: evidence for an association between calcium exchanges and microtubule assembly.

Gidali, J., Lajtha, L. G. 1972. Regulation of hemopoetic stem cell turnover in partially irradiated mice. Cell Tissue Kinet. 5: 147–157.

Goldstein, I. M., Roos, D., Kaplan, H. B., Weissmann, G. 1975. Complement and immunoglobulins stimulate superoxide production by human leukocytes independently of phagocytosis. J. Clin. Invest. 56: 1155–1163.

Goldwasser, E. 1975. Erythropoetin and the differentiation of red blood cells. Fed. Proc. 34: 2285–2292.

Gordon, M. Y., Blackett, N. M., Douglas, I. D. C. 1975. Colony formation by human hemopoetic precursor cells cultured in semi-solid agar in diffusion chambers. Brit. J. Hematol. 31: 103–110.

Griffin, F. M., Silverstein, S. C. 1974. Segmental response of the plasma membrane to a phagocytic stimulus. J. Exp. Med. 139: 323–366.

Guidry, A. J., Paape, M. J., Miller, R. H. 1974. In vitro procedure for measuring phagocytosis of blood neutrophils. Amer. J. Vet. Res. 35: 705–709.

Hoover, R. L., Briggs, R. T., Karnovsky, M. J. 1978. The adhesive interaction between polymorphnuclear leukocytes and endothelial cells in vitro. Cell 14: 423–428.

Iyer, G. Y. N., Islam, M. F., Quastel, J. H. 1961. Biochemical aspects of phagocytosis. Nature 192: 535–541.

Klebanoff, S. J., Clark, R. A. 1978. The neutrophil. Function and clinical disorders. North Holland Publ. Amsterdam.

Korchak, H. M., Weissman, G. 1978. Changes in membrane potential of human granulocytes antecede the metabolic responses to surface stimulation. Proc. Natl. Acad. Sci. (USA) 75: 3818–3822.

Lackie, J. M., deBono, D. 1977. Interactions of neutrophil granulocytes and endothelium in vitro. Microvasc. Res. 13: 107–112.

Lichtman, M. A., Weed, R. I. 1972. Alteration of cell periphery during granulocyte maturation: relationship to cell function. Blood 39: 301–316.

MacGregor, R. R. 1977. Granulocyte adherence changes induced by hemodialysis, endotoxin, epinephrine, and glucocorticoids. A possible mechanism for alterions in granulocyte kinetics. Ann. Intern. Med. 86: 35–39.

MacGregor, R. R., Spagnuolo, P. J., Lentnek, A. L. 1974. Inhibition of granulocyte adherence by ethanol, prednisone, and aspirin, measured with new assay system. N. Engl. J. Med. 291: 642–646.

MacGregor, R. R., Macarak, E. J., Kefalides, N. A. 1978. Comparative adherence of granulocytes to endothelial monolayers and nylon fiber. J. Clin. Invest. 61: 697–702.

Mauer, A. M., Athens, W., Ashenbrucker, H., Cartwright, G. E., Wintrobe, M. M. 1960. Leukokinetic studies. II. A method for labelling granulocytes in vitro with radioactive diisopropyl fluorophosphate. (DFP^{32}). J. Clin. Invest. 39: 1481–1491.

Metcalf, D. 1977. Hemopoetic colonies. Recent Results in Cancer Research, Vol. 61, Springer, Heidelberg, New York.

Metcalf, D. 1981. Hemopoetic colony stimulating factors. In: Handbook of Experimental Pharmacology, Vol. 57, Tissue Growth Factors (R. Baserga, Ed.) pp. 343–384. Springer, New York.

Necas, E., Neuwirt, J. 1977. Proliferation rate of hemopoetic stem cells after damage by several cytostatic agents. Cell Tissue Kinet. 9: 479–487.

Oliver, J. M., Berlin, R. D. 1982. Mechanisms that regulate the structural and functional architecture of cell surfaces. Int. Rev. Cytol. 74: 55–94.

Park, B. H., Fikrig, S. M., Smithwick, E. M. 1968. Infection and nitroblue tetrazolium reduction by neutrophils: A diagnostic aid. Lancet 2: 532.

Pearson, J. D., Carleton, J. S., Beesely, J. E., Hutchings, A., Gordon, J. I. 1979. Granulocyte adhesion to endothelium in culture. J. Cell. Sci. 38: 225–235.
Pike, B. L. Robinson, W. A. 1970. Human bone marrow colony growth in agar gel. J. Cell Physiol. 76: 77–84.
Quie, P. G., White, J. G., Holmes, B., Good, R. A. 1967. In vitro bactericidal capacity of human polymorphnuclear leukocytes: Diminished activity in chronic granulomatous disease of childhood. J. Clin. Invest. 46: 668–679.
Romeo, D., Zabucchi, G., Miani, N., Rossi, F. 1975. Ion movement across leukocyte plasma membrane and excitation of their metabolism. Nature 253: 542–544.
Rosen, H. S., Klebanoff, J. 1977. Formation of singulet oxygen by the myeloperoxidase mediated anti-microbial system. J. Biol. Chem. 252: 4803–4810.
Schiffmann, E., Gallin, J. I. 1979. Biochemistry of leukocyte chemotaxis. Ann. Rev. Biochem.
Southwick, F. S., Hartwig, J. H. 1982. Acumentin, a protein in macrophage which caps the pointed end of actin filaments. Nature 297: 303–307.
Stendahl, O. I., Stossel, T. P. 1980. Actin-binding protein amplifies actomyosin contraction, and gelsolin confers calcium control on the direction of contraction. Biochem. Biophys. Res. Commun. 92: 675–681.
Stossel, T. P. 1974. Phagocytosis. N. Engl. J. Med. 290: 717–723.
Taylor, R. F., Price, T. H., Schwartz, S. M., Dale, D. C. 1981. Neutrophil-endothelial cell interactions on endothelial monolayers grown on millipore filters. J. Clin. Invest. 67: 584–587.
Till, J. E., McCulloch, E. A. 1961. A direct measurement of the radiation sensitivity of normal mouse bone marrow cells. Radiat. Res. 14: 213–222.
Tsan, M. F., Berlin, R. D. 1971. Effect of phagocytosis on membrane transport of non electrolytes. J. Exp. Med. 134: 1016–1035.
Vassort, F., Winterholer, M., Frindel, E., Tubiana, M. 1973. Kinetic parameters of bone marrow stem cells using in vivo suicide by tritiated thymidine or by hydroxyurea. Blood 41: 789–796.
Volpi, M. Naccache, P. H., Sha'afi, R. I. 1982. Preparation of inside-out membrane vesicles from neutrophils capable of actively transporting calcium. Biochem. Biophys. Res. Commun. 106: 123–130.
Yoffey, J. M. 1973. Stem cell role of the lymphocyte-transitional cell (LT) compartment. In: Hematopoetic stem cells. Elsevier, Amsterdam. pp. 5–39.

Neuere Anschauungen über die Wirkungen von Metallpräparaten und Spurenelementen bei rheumatisch-arthritischen Erkrankungen

G. N. Schrauzer

Zusammenfassung

Bei Entzündungen wird das lymphozytäre System aktiviert und damit der Peroxidstoffwechsel angeregt. Zum Schutz der körpereigenen Zellen vor Schädigung durch die zur Zerstörung der Krankheitserreger und Fremdstoffe in hoher Konzentration freigesetzten Sauerstoffradikale dienen Cu-Zn- bzw. Mn-Fe-Superoxid-Dismutasen, Katalase und das Selenenzym Glutathionperoxidase; Kupferenzyme spielen des weiteren Rollen bei der Steuerung der Entzündungsvorgänge, der Kollagen- u. Elastinbildung und der Entgiftung hepatotoxischer Metabolite. Die neuen Vorstellungen über den molekularen Ablauf von Entzündungsvorgängen weisen auf die Bedeutung von Ernährungsfaktoren bei rheumatischen Erkrankungen hin und rechtfertigen die therapeutische Anwendung von Metallpräparaten, insbesondere des Kupfers, Mangans sowie des Selens. Über eine neue experimentelle Arthritistherapie aus Japan wird berichtet.

Entzündungsvorgänge und Peroxidstoffwechsel

Wird ein Organ verletzt und von Krankheitserregern befallen, so sammeln sich zu deren Vernichtung polymorphonukleare Leukozyten und Monozyten an. Sie erzeugen hierzu Superoxid-Radikale, O_2^- und Wasserstoffperoxid, H_2O_2, und daraus die höchst reaktionsfähigen OH_2-Radikale [1]. Diese greifen jedoch nicht nur die Krankheitserreger an, sondern auch körpereigene Zellen. Es kommt zu einer Entzündung, deren weitere Ausbreitung nicht unwesentlich von konstitutionellen und Ernährungsfaktoren abhängt.

Zum Schutze vor Sauerstoffradikalen dienen den Zellen bestimmte Enzyme und Vitamine. An erster Stelle sind die **Superoxid-Dismutasen** zu nennen, d. h. Enzyme, die Superoxidradikale in Wasserstoffperoxid und Sauerstoff umwandeln [2]: $2\ O_2^- + 2H^+ = H_2O_2 + O_2$. Zur Zerstörung des auf diese Weise entstandenen H_2O_2 dienen vor allem die **Katalase** und die **Glutathion-Peroxidase**. Die Katalase, ein Hämeisen-Enzym, zersetzt H_2O_2 in H_2O und O_2. Die Glutathion Peroxidase, ein Selenenzym [3], reduziert H_2O_2 zu H_2O, nach der Gleichung: $H_2O_2 + 2\ GSH = 2H_2O + GSSG$.

Unter den Vitaminen sind vor allem die Vitamine A, E und C als biologische Antioxidantien zu nennen. Bei konstitutionell oder ernährungsbedingtem Mineralstoff- und Vitaminmangel steigt die Entzündungsbereitschaft. Vom peroxidativen Angriff werden bei Ausfall der Schutzmechanismen insbesondere die ungesättigten Fettsäuren in den Zellmembranen angegriffen. Es bilden sich kaskadenartig eine Vielzahl von Verbindungen, darunter Prostaglandine, Thromboxane, Polyhydroxyfettsäuren sowie niedermolekulare Oxidationsprodukte, insbesondere das toxische Malondialdehyd. Die Prostaglandine besitzen eine Vielzahl physiologischer Wirkungen. Sie erniedrigen z. B. den Blutdruck, hemmen die Kontraktion der glatten Muskulatur, inhibieren die Ausscheidung von Magensalzsäure, beeinflussen Atem- und Muskeltätigkeit, das ZNS, die Hell-Dunkel-Adaption der Pupillen (Miosis), Plättchenaggregation und Gerinnungsfähigkeit des Blutes usw. Sie wirken entzündungshemmend und im komplexer Weise modulierend sowohl auf das endokrine als auch das Immunsystem [4].

Die Leber wird vor allem durch das bei der Fettsäureoxidation entstehende Malondialdehyd belastet und verliert dadurch z. T. ihre Fähigkeit, hepatotoxische Drogen abzubauen [5]. Auch die Konzentration des zu Entgiftungsprozessen erforderlichen reduzierten Glutathions vermindert sich aufgrund der Anwesenheit von Malondialdehyd. Schließlich kann es zur Manifestierungen generalisierter oder spezifischer Hypersensitivität kommen sowie zur Degeneration insbesondere des durch Sauerstoffradikale angegriffenen Bindegewebes.

Ernährung und Entzündungsbereitschaft

Werden bei an Entzündung leidenden Patienten Ernährungsmängel festgestellt, was häufig der Fall ist, sind zur Unterstützung der therapeutischen Maßnahmen Ernährungsumstellung, gegebenenfalls mit Zufuhr von Vitaminen und Mineralen erforderlich. Dabei ist die individuelle Variation insbesondere von Mineral-Mangel- und Überschußzuständen zu berücksichtigen. So wurden z. B. günstige Wirkungen von Zinkgaben nur bei Arthritispatienten beobachtet, bei denen ein Zinkdefizit bestand [6–8]. Da jedoch zwischen Zink und Kupfer antagonistische Beziehungen bestehen und sich z. B. bei Zinkzufuhr der Plasmakupfergehalt verringert [9], können sich Zinkgaben, z. B. bei Kupfermangel, nachteilig auswirken.

Metalltherapie rheumatischer Erkrankungen

Die zunächst auf empirischer Grundlage eingeführte Metalltherapie der Arthritis läßt sich im Sinne der neueren Erkenntnisse über den Mechanismus des Entzündungsablaufes rationalisieren. Zur Diskussion stehen hier außer dem bereits erwähnten Zink das Kupfer, Mangan und das Selen. Auf die Therapie mit Goldkomplexen wird dagegen nicht eingegangen, da es sich hierbei um eine Chemotherapie handelt.

Da ernährungsbedingter Zink-, Kupfer-, Eisen- und Manganmangel im Prinzip zu einem Mangel an Superoxid-Dismutasen führen müßte, sollte deren Verabreichung im allgemeinen zumindest palliative Wirkungen zeigen. Die genannten Elemente finden sich jedoch außer in den Superoxid-Dismutasen noch in vielen anderen Enzymen, so daß etwaige Wirkungen nicht nur von einem einzigen Gesichtspunkt aus interpretiert werden dürfen. So wirkt z. B. Zink auch immunostimulierend, Kupfer außer entzündungshemmend auch bakterizid. Die therapeutische Wirkung der Elemente hängt auch von deren Darreichungsform ab. Bei der Suche nach neuen entzündungshemmenden Metallkomplexen beschränkt man sich nicht nur auf synthetische Verbindungen, auch natürlich vorkommende Metallproteine werden zur therapeutischen Verwendung in Betracht gezogen. Hochgereinigte Cu-Zn-Superoxid-Dismutase aus Rinderleber z. B. zeigte bei Injektion in die befallenen Gelenke positive therapeutische Wirkungen [10]. **Manganpräparate** (Manganascorbinat, **Eumangan**) wurden in der Bundesrepublik schon Jahrzehnte vor der Entdeckung der manganhaltigen Superoxid-Dismutasen bei protrahierten und chronischen Fällen von Polyarthritis sowie z. T. bei Arthrosen eingesetzt, nach Angaben *Hoffs* mit „erfreulichen Erfolgen" [11]. Bei ernährungsbedingtem Manganmangel sollte es zu einer Steigerung der Entzündungsanfälligkeit vor allem bei gleichzeitig bestehendem Kupfer- und Zinkdefizit kommen. Andererseits würde nicht überraschen, wenn sich Mangangaben bei adäquatem Cu-Zn-Status dagegen als wirkungslos erweisen würden. Die schon in der Antike bekannten entzündungshemmenden Eigenschaften des **Kupfers** lassen sich nunmehr auch biochemisch befriedigend, wenngleich noch nicht vollständig begründen. Es steht fest, daß Kupfer direkt am Entzündungsprozeß mitbeteiligt ist. So werden im Plasma von Arthritispatienten im allgemeinen erhöhte Kupferkonzentrationen vorgefunden [12]. In Ratten erhöht sich die Entzündungsanfälligkeit bei Kupfermangel [13].

Im Plasma liegen 95% des Gesamtkupfers in Form von **Coeruloplasmin** vor. Dieses Protein vom Mol.-Gew. 132,000 enthält 6 an Imidazolylreste von Arginin koordinierte Kupferatome. Es dient vornehmlich dem Kupfertransport, hat jedoch zusätzlich andere Funktionen. Es wirkt als Katalysator von Redoxreaktionen und spielt eine Rolle beim Eisenstoffwechsel. Coeruloplasmin beschleunigt die Oxidation von Plasmareduktionsmitteln (Sulfhydrylverbindungen, Ascorbat, Katecholaminen, Hydroxyphenolen usw.); umgekehrt kann es auch bestimmte Verbindungen vor oxidativer Zerstörung durch Hemmung der Peroxidation schützen. Coeruloplasmin verhindert auch die metallkatalysierte Depolymerisation der in der Synovialflüssigkeit vorkommenden Hyaluronsäure, was ebenfalls für den Ablauf der entzündlichen Gelenkprozesse von Bedeutung ist [14]. Ein weiteres bei arthritischen Gelenkprozessen wichtiges Kupferenzym ist die **Lysyl-Oxidase** [15]. Lysyl-Oxidase katalysiert die oxidative Vernetzung der Peptidketten des Elastins und Kollagens, wodurch eine Erhöhung der Elastizität und Festigkeit deren Bindung an die extrazelluläre Matrix erzielt wird. Die Lysyl-Oxidase wird sowohl von Östrogenen als auch Vitamin C aktiviert. Die eigentliche Vernetzung der Peptidketten ist eine relativ unspezifische Reaktion; bestimmte Kupferkomplexe besitzen „Pseudolysyl-Oxidase-Aktivität", d. h. sie katalysieren die gleichen Reaktionen wie das Enzym, eine zur Erklärung der therapeutische Wirkungen von Kupferpräparaten bedeutsame Tatsache.

Positive Erfahrungen mit **Kupfersalizylat**-Präparaten wurden von *Hangarter* [16] an über 1000 Patienten mit akutem rheumatischen Fieber, rheumatischer Arthritis und anderen rheumatischen Beschwerden mitgeteilt; dieser Autor beobachtete darüber hinaus, daß rheumatische Beschwerden bei Kupferarbeitern selten auftreten. Die Behandlung mit Kupfersalizylatpräparaten ist nach Ansicht *Hangarters* allen anderen Verfahren einschließlich der Behandlung mit Cortison und Goldkomplexen überlegen. Neuere wissenschaftliche Untersuchungen rechtfertigen auch die Anwendung von Kupferarmbändern zur Beseitigung lokaler Gelenkschmerzen. Bei Hautkontakt wird metallisches Kupfer meßbar in resorbierbare Verbindungen umgewandelt und gelangt auf diese Weise an den Entzündungsherd [17].

In Tierversuchen wurde auch die entzündungshemmende Wirkung von **Kupferimplantaten** nachgewiesen [18]. Das Verfahren dürfte sich zwar nicht zur Anwendung beim Menschen eignen, eine Untersuchung über die Häufigkeit rheumatischer Beschwerden unter Trägerinnen kupferner IUD's wäre in diesem Zusammenhang von Interesse.

Die bei Entzündungen auftretende Erhöhung des Serumkupferspiegels ließ einige Autoren vermuten, daß die schmerzlindernden Wirkungen von Salizylsäurepräparaten auf ihrer Fähigkeit zur Bindung u. Mobilisierung dieses Elementes zurückzuführen ist. Weitere Untersuchungen über die Rolle des Kupfers und von biogenen und synthetischen kupferbindenden Komplexliganden bei der Prostaglandinbiosynthese sind erforderlich, um das komplexe Wechselspiel dieses Elementes sowohl bei der Auslösung als auch der Hemmung von Entzündungen aufzuklären.

Katalase und Glutathion Peroxidase

Das durch Dismutation des Superoxid-Radikals entstehende Wasserstoffperoxid kann entweder durch Katalase zersetzt oder durch Glutathionperoxidase reduziert werden. Beide Enzyme sind voneinander im wesentlichen unabhängig. Ob Beziehungen zwischen Katalasemangel und Arthritisanfälligkeit bestehen, ist noch nicht erwiesen.

Entzündungshemmende Wirkungen des **Selens** wurden in Tierversuchen nachgewiesen und lassen mit dessen Vorkommen in der **Glutathion-Peroxidase** erklären. Im Plasma norwegischer Arthritispatienten wurden erniedrigte Selenwerte beobachtet [19]. Die in selenarmen Gegenden Zentralchinas endemische „Big-Joint-Disease" (Kaschin-Beck Syndrom) [20] kann als eine extreme Erscheinungsform rheumatisch-arthritischer Gelenkerkrankungen angesehen werden. Diese Krankheit läßt sich durch Selengaben verhindern, ihre Ätiologie ist noch unbekannt. Es handelt sich sicher nicht nur um ein Selenmangelsyndrom, sondern wohl eher um eine Infektionskrankheit mit noch nicht identifiziertem pathogenen Agens.

In schwedischen Patienten mit Bindegewebserkrankungen und Osteoarthritis wirkten Selen (140 Mikrogramm/Tag) und Vitamin E (100 mg/Tag) schmerzlindernd, der Effekt erwies sich als statistisch signifikant nur in Patienten, bei denen die Selensupplementation zu einem Anstieg der Plasma-Glutathionperoxidasewerte führte [21], d. h. wo vorher ein echter Mangel an diesem Enzym bestand. Die Zufuhr von Selenpräparaten (in Verbindung mit Vitamin A, C u. E) wirkt bei Arthritiskranken nach Angaben der British Arthritis Society schmerzlindernd und wurde empfohlen.

Kombinationstherapien

Obwohl Erfolge der Ernährungs-, Vitamin-, Spurenelement-Supplement- bzw. Metalltherapie bei der symptomatischen Behandlung der rheumatischen Erkrankungen unbestreitbar sind, ist nicht zu erwarten, daß diese Maßnahmen allein zu echten Heilungen führen können. Das Augenmerk der Forschung richtet sich daher auf Therapien, an denen in spezifischer Weise auf das Immunsystem eingewirkt wird. In Japan z. B. wurde vor einigen Jahren eine auf der intravenösen Infusion allogener Lymphozyten basierende Behandlung rheumatischer Arthritis eingeführt. Nach *M. Kondo* (Tokyo) [22] sind die Heilerfolge nur symptomatisch und nicht dauerhaft. Als jedoch die Lymphozyteninfusionen mit gleichzeitigen oralen Gaben von Selen (350 Mikrogramm/Tag, als Selenhefe) und Vitamin E (400 IE/Tag) kombiniert wurde, beobachtete *Kondo* eine wesentliche Verbesserung. Bei allen, einer allerdings vorerst geringen Anzahl von refraktären Arthritispatienten, die 3 im Abstand von 4–6 Wochen verabreichte Infusionen von jeweils 50 Mio. allogener Lymphozyten sowie Selen u. Vitamin E erhielten, erniedrigte sich der Rheuma-Faktor-Titer nach *Waaler-Rose*, in 4 von 7 Fällen wurden sogar erstmals Normalwerte erreicht. *Kondo* führt die Erfolge seiner Kombinationstherapie auf die immunostimulierenden Wirkungen zurück, die in Tierversuchen bereits nachgewiesen wurde [23]. Abschließend sei vermerkt, daß die neueren Erkenntnisse über die Rolle von Spurenelementen im Peroxidstoffwechsel auch zum besseren Verständnis anderer Erkrankungen führen, bei denen es zu einer „Radikalpathologie" kommt. Zu dieser Gruppe gehören auch nichtrheumatische Entzündungen, Verbrennungen, bestimmte Infektionen, chronische Bindegewebserkrankungen, die ulzerative Colitis, Vasculitis und verschiedene Störungen des Immunsystems. Auch bei Strahlenschäden, Vergiftungen durch bestimmte Verbindungen (Paraquat, CCl_4 u. a. m.) kommt es zu vermehrter Sauerstoffradikalbildung, schließlich auch im alternden Gewebe, so daß sich auch neue Aspekte bei der Erforschung der Alterungsvorgänge ergeben.

Literatur

[1] *Del Maestro, R. F., Thaw, H. H., Bjork, J., Planker, M., Arfors, K. E.*, Acta Physiol. Scand. 1982 Suppl. **492**, 43.
[2] *Brawn, K.* und *Fridovich, I.*, ibd., 9.
[3] *Rotruck, J. T.* et al., Science (Washington), **179**, 588 (1973).
[4] Vergl.: *Lee, J. B.* „The Prostaglandins", im Textbook of Endocrinology, 5. Aufl., hrsg. von *R. H. Williams*, W. B. Saunders Co., 1974.

[5] *Bonta, I. L., Bragt, P. C., Muus, P.* In: Inflammatory Diseases and Copper (Hrsg.: *J. R. J. Sorenson),* pp. 243–253; The Humana Press, Clifton, N. J., 1982.
[6] *Simkin, P. A.,* The Lancet II, 539 (1976).
[7] *Menkes, C. J., Job, C., Delbarre, F.,* Nouv. Press. Med. 7, 760 (1978).
[8] *Simkin, P. A.* In: ,,Inflammatory Diseases and Copper (Hrsg.: *J. R. J. Sorenson),* pp. 483–493, The Humana Press, Clifton, N. J., 1982.
[9] *Abdulla, M., Svensson, S.,* ibd., p. 601.
[10] *Wolf, B.,* ibd., pp. 453–467.
[11] *Hoff, F.,* ,,Behandlung Inn. Krankheiten", 6. Aufl., S. 490, G. Thieme Verl. Stuttgart, 1954.
[12] *Milanino, R., Passerella, E., Velo, G. P.* In: Advan. in Inflamm. Res., Band 1, S. 281 (Hrsg.: *G. Weissmann, B. Gunnelsson* u. *R. Paoletti),* Raven Press, New York, 1979.
[13] *Giampaolo, V., Luigina, F., Conforti, A., Milanino, R.* In: ,,Copper in Inflamm. Disease", op. loc. cit., S. 329–341.
[14] *Niedermeier, W., Dobson, C., Laney, R. P.,* Biochim. Biophys. Acta, 141, 400 (1971).
[15] *Harris, E. D., Disilvestro, R. A.,* Inflammatory Diseases and Copper (Hrsg.: *J. R. J. Sorenson),* S. 183–192, The Humana Press, Clifton, N. J., 1982.
[16] *Hangarter, W.,* ibd., S. 439–452.
[17] *Ray, W., Walker,* ibd., 469–478.
[18] *Dollwet, H. H. A., Schmidt, S. P., Seeman, R. E.,* ibd., S. 347.
[19] *Asseth, J., Alexander, J., Thomassen, Y.,* ibd., p. 600.
[20] Vergl. *Schrauzer, G. N.,* ,,Selen", Neuere Entwicklungen aus der Biol., Biochem. u. Med., Verl. f. Med. Dr. E. Fischer, Heidelberg, 1983, S. 53 ff. u. dort zit. Literatur.
[21] *Jameson, S., Arfors, K. E., Hoeglund, N. J.,* Proc. Conf. ,,Health Eff. and Interactions of Ess. and Toxic Elements", Lund, Sweden, 1983, S. 131.
[22] Privatmitt., and Verf., M. Kondo, Res. Inst. for Biol. Aging, Shinagawa-ku Tokyo 141, Japan.
[23] Vergl. Ref. loc. cit. 20, S. 62 u. dort zit. Literatur.

Spurenelementanalysen bei entzündlich-rheumatischen Erkrankungen

W. Bayer

Einführung

Die diagnostische Wertigkeit der Bestimmung von Mineralstoffen und Spurenelementen ist bei einer Vielzahl von Krankheitsbildern eindrucksvoll belegt worden und gerade auch bei den weit verbreiteten entzündlich-rheumatischen Erkrankungen weisen zahlreiche experimentelle und klinische Studien nach, daß es unter diesen Bedingungen zu Störungen im Bereich der Mineralstoffe und Spurenelemente kommt, die diagnostisch verwertbar sind [2, 3, 4, 8, 18, 28, 30, 39, 40, 42, 46]. Nach den Kriterien der American Rheumatism Association (ARA) stehen bei der Diagnosestellung allerdings klinische, röntgenologische und histologische Befunde im Vordergrund, während laborchemisch nachweisbare Veränderungen eher als zusätzliche Hinweise zu werten sind. In Ergänzung zu den bekannten Laborparametern (Rheumafaktoren, Akut-Phasen-Proteine, Elektrophorese einschließlich Immunelektrophorese, Blutsenkungsgeschwindigkeit) können jedoch Spurenelementanalysen ein wertvolles Hilfsmittel für die Abschätzung der Entzündungsaktivität sein. Die von verschiedenen Autoren nachgewiesenen Zusammenhänge zwischen der Aktivität eines entzündlich-rheumatischen Prozesses und Störungen im Bereich des Mineralstoffwechsels eröffnen damit weitere Möglichkeiten für die Verlaufskontrolle und haben sich als wertvoll im Hinblick auf die Prognose erwiesen.

Über signifikante Abweichungen der Serum-Konzentrationen wurde besonders bei den Elementen Kupfer, Eisen, Zink und Selen berichtet [1, 2, 12, 29], während die Calcium- und Magnesium-Konzentrationen weitgehend unverändert bleiben sollen [27]. Die Mechanismen, die zu den genannten Reaktionen im Mineralstoffwechsel führen, sind im einzelnen noch wenig bekannt. Man muß jedoch annehmen, daß es sich z. B. nicht um nutritiv bedingte Störungen handelt und daß der Mineralstoffwechsel erst im Verlauf der Erkrankung entscheidend tangiert wird. Ob die alleinige Bestimmung der Serum-Werte dabei die Verhältnisse im Gesamtorganismus korrekt widerspiegelt, wurde verschiedentlich angezweifelt [19, 27], da z. B. das Knochengewebe gegenläufige Veränderungen aufweisen kann [27]. Man muß annehmen, daß entzündlich-rheumatische Erkrankungen, wie die rheumatoide Arthritis, mit Verteilungsprozessen von Mineralstoffen und Spurenelementen zwischen verschiedenen Körper-Kompartimenten einhergehen, deren Ursachen erst am Anfang der Aufklärung stehen. Im vorliegenden Beitrag sollen anhand der vorhandenen Literaturangaben die bisherigen Ergebnisse zusammengestellt und kritisch bewertet werden.

Die einzelnen Elemente

1. Kupfer

Von allen Spurenelementen wurde das Kupfer bei entzündlich-rheumatischen Erkrankungen bisher am häufigsten untersucht. Gerade bei diesem Element können oft gravierende Veränderungen der Blutkonzentrationen nachgewiesen werden. Bei Patienten mit rheumatoider Arthritis wurden erhöhte Serum-Werte für Gesamtkupfer, für das kupferhaltige Plasma-Protein Coeruloplasmin und die nicht-Coeruloplasmin-gebundene Kupfer-Fraktion gefunden [2, 8, 39]. Die Angaben über den Kupfer-Gehalt in der Synovialflüssigkeit sind widersprüchlich. Einzelne Autoren fanden einen Anstieg der Kupfer- und Coeruloplasmin-Konzentrationen in der Gelenkflüssigkeit [46], während andere Untersucher keine signifikanten Abweichungen gegenüber sonstigen chronischen Gelenkaffektionen nachweisen konnten [27]. Die Kupfer-Ausscheidung über den Harn soll bei entzündlich-rheumatischen Erkrankungen erhöht sein [2, 3]. Besonders interessant sind neuere Arbeiten von *Milachowski* und *Hagena* [27], die eine hochsignifikante Verminderung von Kupfer im Knochengewebe bei c.P.-Patienten ergaben. Der Kupfergehalt des Knochens kann demnach um mehr als die Hälfte vermindert sein.

Welche biochemischen Mechanismen liegen nun den laborchemisch nachweisbaren Reaktionen des Kupfer-Stoffwechsels bei entzündlich-rheumatischen Erkrankungen zugrunde? Ein wesentlicher Befund ist dabei die gleichzeitige Erhöhung der Kupfer- und Coeruloplasmin-Konzentrationen im Serum von Patienten mit rheumatoider Arthritis. Coeruloplasmin ist ein kupferhaltiges Plasmaprotein, das durch die Leberzellen synthetisiert und in das Blut abgegeben wird. Nach Untersuchungen von *Rice* [34, 35] gehört Coeruloplasmin zu den Akut-Phasen-Proteinen, deren Synthese bei entzündlichen Prozessen drastisch gesteigert wird. Damit liegen bereits Zusammenhänge zwischen dem Ausmaß der entzündlichen Veränderungen der Synovia und der Höhe der Kupfer-Konzentrationen im Blut nahe. Ein weiterer Aspekt ist die verschiedentlich diskutierte Bedeutung freier Radikale als Mediatoren entzündlicher Veränderungen [6, 36]. Coeruloplasmin kann möglicherweise aufgrund antioxidativer Wirkungen solche freien Radikale inhibieren [5]. Diese Befunde werden gestützt durch neuere Untersuchungen, in denen Zusammenhänge zwischen der Kupfer-Konzentration der Synovialflüssigkeit und dem Auftreten typischer Reaktionsprodukte von Radikal-Reaktionen nachgewiesen wurden [26]. Ein anderes kupferhaltiges Enzym, das in diesem Zusammenhang von Bedeutung sein kann, ist die Superoxid-Dismutase. Dieses Enzym spielt eine wesentliche Rolle bei der Entgiftung von Superoxid-Radikalanionen, die bei einer Vielzahl von biochemischen Reaktionen entstehen können, so z. B. als Stoffwechselprodukte phagozytierender Zellen. Auch im Bereich der entzündlichen Gelenkveränderungen ist das Auftreten solch hochreaktiver Radikalanionen höchst wahrscheinlich und die Superoxid-Dismutase wurde bereits verschiedentlich bei der Behandlung entzündlicher Gelenkveränderungen eingesetzt [47].

Welche klinische Relevanz kommt den veränderten Kupfer-Konzentrationen im Blut und anderen Körperflüssigkeiten sowie in Geweben zu? In der Frühzeit der Erforschung entzündlich-rheumatischer Gelenkerkrankungen wurde fälschlicherweise, wie wir heute wissen, die Meinung vertreten, daß die erhöhten Kupfer-Konzentrationen im Blut eine wichtige Rolle in der Ätiologie dieser Erkrankungen spielen [43]. Nach den heutigen Erkenntnissen erscheint es als gesichert, daß es sich vielmehr um eine physiologische Reaktion des Organismus auf die entzündlichen Veränderungen handelt, die vor allem auf einer gesteigerten Synthese des kupferhaltigen Plasmaproteins Coeruloplasmin beruht. In der Folge dieser pathologischen Veränderungen kann es sogar, wie die bereits zitierten Untersuchungen von *Milachowski* und *Hagena* zeigen, zu einer signifikanten Erniedrigung von Kupfer in Geweben und damit möglicherweise zu zellulären Kupfer-Defizienzen kommen. Es sei in diesem Zusammenhang auch auf die antiinflammatorische und antiarthritische Wirkung von Kupferverbindungen hingewiesen, die von verschiedenen Autoren beschrieben wurde [13, 14, 16, 17, 23, 44]. Die therapeutische Wirksamkeit von Kupferverbindungen bei entzündlich-rheumatischen Erkrankungen läßt einen erhöhten Kupferbedarf unter diesen Bedingungen als möglich erscheinen. Die biochemischen Wirkungen des Kupfers können dabei eine ganze Reihe von Mechanismen einschließen: Induktion von kupferhaltigen Enzymen wie Lysyloxidase und Superoxiddismutase, Stabilisierung von lysosomalen Membranen, Modulation der Prothrombinsynthese und des T-Lymphozyten-Responses [43]. Diagnostisch verwertbar ist eine Messung der Kupfer-Konzentrationen im Blut vor allem im Hinblick auf Verlaufskontrolle und Prognose der Erkrankung. *Aiginger* et al. [3] fanden signifikante Zusammenhänge zwischen den Serumkupfer- und Coeruloplasmin-Konzentrationen und der Entzündungsaktivität sowie der Höhe der Blutsenkungsgeschwindigkeit und sehen diese Veränderungen als einen Akut-Phasen-Respons an. Auch bei der ankylosierenden Spondylitis wurden entsprechende Veränderungen der Serumkupfer- und Coeruloplasmin-Konzentrationen gefunden, wobei das Ausmaß dieser Veränderungen mit dem klinischen Bild der Erkrankung korrelierte [22]. *White* et al. [46] bezeichneten die Serum-Kupfer-Konzentration als einen Indikator für das Ausmaß der entzündlichen Gelenkveränderungen bei Rheumapatienten. Die Bestimmung der Kupfer-Konzentration im Blut kann daher zusätzliche wertvolle Hinweise bei der Überwachung von Patienten mit entzündlich-rheumatischen Gelenkerkrankungen erbringen. Aus den genannten Störungen im Kupfer-Stoffwechsel lassen sich möglicherweise auch therapeutische Konsequenzen ableiten. Es sei hier auf die zusammenfassende Arbeit von *Sorenson* und *Kishore* verwiesen [43].

2. Eisen

Bei zahlreichen Erkrankungen, die mit akuten oder chronischen entzündlichen Veränderungen einhergehen, kommt es zu Störungen im Eisen-Stoffwechsel sowie zu einer Anämie. Gut untersucht sind die Reaktionen im Eisen-Stoffwechsel bei akuten Infekten. Hier kommt es zu einem raschen Abfall der Eisen-Konzentrationen im Serum sowie zu einer vermehrten Eisen-Einlagerung in retikulo-endotheliale Zellen [31, 32, 33]. Auch bei chronisch-entzündlichen Erkrankungen ist die Entwicklung einer Anämie nicht selten vorzufinden [9]. Die Anämie ist dabei gekennzeichnet durch tiefe Eisen-Konzentrationen im Serum, eine verminderte Eisensättigung des Transferrins, normale bis eher erhöhte Eisen-Konzentrationen in den retikulo-endothelialen Zellen sowie einem verminderten Eisen-Transfer in das Knochenmark [21]. Wahrscheinlich wird das aus dem Hämoglobinzerfall freiwerdende Eisen vermehrt im retikuloendothelialen System gespeichert und steht nur noch in unzureichendem

Maße für die Erythropoese im Knochenmark zur Verfügung. Man kann daher von einer partiellen Blockierung des Eisen-Stoffwechsels sprechen. Diese Verhältnisse lassen sich an einer schematisierten Darstellung des Eisen-Stoffwechsels verdeutlichen (Abb. 1).

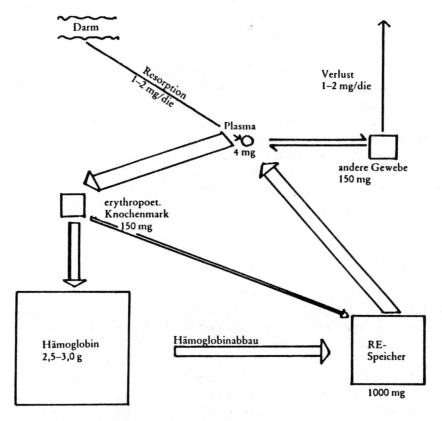

Abb. 1: Schematisierte Darstellung des Eisen-Stoffwechsels.

Daneben tragen sicherlich noch weitere Faktoren zur Anämie bei. So beobachtet man typischerweise eine Reduzierung der mittleren Erythrozytenlebensdauer. Die verkürzte Erythrozytenlebensdauer konnte z. B. bei Patienten mit aktiver rheumatoider Arthritis nachgewiesen werden und die Autoren diskutieren die Einwirkung eines hämolytischen Faktors [11]. Auch eine verminderte Erythropoetin-Produktion sowie das Auftreten von Erythropoetin-Inhibitoren muß diskutiert werden. Von zentraler Bedeutung ist jedoch sicherlich die vermehrte Eisenspeicherung in Depotzellen, wie dem RES, da auch Messungen des Serum-Ferritins, z. B. bei Patienten mit rheumatoider Arthritis, auf eine Vermehrung der Eisen-Speicher hinweisen [7, 10].

Bei Patienten mit chronischer Polyarthritis korreliert das Ausmaß der Anämie und der Abfall der Serum-Eisen-Konzentrationen in der Regel mit der Krankheitsaktivität [12, 15]. Die Bedeutung dieser Parameter für Verlaufskontrolle und Prognose der Erkrankung wird damit verständlich. Die im Verlauf der Erkrankung sich nicht selten entwickelnde Anämie trägt zudem zu einer weiteren Beeinträchtigung des Allgemeinzustandes der Patienten bei. Die Tatsache, daß die Anämie bei der chronischen Polyarthritis meist durch Eisen-Gaben nicht beeinflußt werden kann [20], stützt die Hypothese einer partiellen Blockierung des Eisen-Stoffwechsels. Andererseits konnte bei Patienten mit juveniler rheumatoider Arthritis ein Ansprechen auf eine Eisentherapie nachgewiesen werden (Anstieg des Hämoglobins um mindestens 1 g/dl) [25]. Möglicherweise spielt bei diesem Patientengut zusätzlich eine nutritiv bedingte Eisen-Defizienz eine Rolle.

3. Zink

Über tiefe Zink-Konzentrationen im Serum bei Patienten mit rheumatoider Arthritis wurde erstmals 1971 berichtet [29]. Diese Ergebnisse haben zahlreiche Nachuntersucher zu weiteren Studien angeregt, deren Ergebnisse teilweise widersprüchlich sind. Der interessierte Leser sei hier auf die Zusammenfassung von *Simkin* hingewiesen [41]. So wurden in verschiedenen Studien in den USA und in Neuseeland erniedrigte Zink-Werte im Serum bei Patienten mit chronischer Polyarthritis gefunden, während andere Autoren keine Unterschiede im Vergleich zu einer Kontrollgruppe nachweisen konnten [41]. Über die Ätiologie des Zink-Mangels bei diesen Patienten ist wenig bekannt. Vor allem bleibt die Frage ungeklärt, warum manche Patienten eine Zink-Defizienz entwickeln und andere nicht. Weitere Studien sind hier unerläßlich, wobei nicht nur die Serum-Zink-Konzentrationen in die Messung einbezogen werden sollten. Die biochemischen Funktionen des Zinks spielen sich vorwiegend auf zellulärer Ebene ab, und auch im Blut kommt das Zink zu ca. 90% in den korpuskulären Blutbestandteilen vor. *Heinitz* [20] weist darauf hin, daß die Zink-Bestimmung im Vollblut hier ein zusätzlicher Parameter sein kann und daß tiefe Zink-Werte im Vollblut ein Zink-Defizit vermuten lassen.

Der Zink-Stoffwechsel kann auch durch verschiedene Pharmaka, die in der Basistherapie der rheumatoiden Arthritis geläufig sind, mitbeeinflußt werden. Sowohl eine Behandlung mit Kortiko-Steroiden wie auch mit nicht-steroidalen Antirheumatika kann zu tiefen Plasma-Zink-Werten führen [41]. Eine besondere Bedeutung kommt in diesem Zusammenhang der D-Penicillamin-Therapie der rheumatoiden Arthritis zu. D-Penicillamin ist ein Komplexbildner, der relativ unspezifisch die meisten Schwermetalle, wie z. B. Kupfer und Zink, komplexieren und über den Harn ausscheiden kann. Bei Patienten mit chronischer Polyarthritis konnten dabei erhöhte Zinkverluste über den Harn nachgewiesen werden, während die Zink-Konzentrationen im Serum bis zur 2. Woche der Behandlung absanken und in der 3. Woche über die Norm anstiegen [45]. Das Zink sollte daher bei einer Therapie mit D-Penicillamin kontrolliert werden, da zumindestens längerfristig Zink-Defizienzen nicht auszuschließen sind. Bei der D-Penicillamin-Therapie eines Patienten mit Morbus Wilson kam es zu massiven Symptomen eines Zinkmangels wie Haarausfall und dermatologischen Störungen, die sich durch Zink-Gaben beheben ließen [24].

Die erwähnten Untersuchungen von *Niedermeyer* und *Griggs* waren Anlaß für den Einsatz von Zinkverbindungen in der Therapie der rheumatoiden Arthritis. Auch hier sind die vorliegenden Daten widersprüchlich und reichen von sehr positiven Ergebnissen bis zu einem Fehlen jeglichen therapeutischen Wertes [18, 41]. In den meisten der vorliegenden Studien fehlt jedoch eine klare Differenzierung zwischen Patienten mit nachgewiesenem Zinkmangel und solchen ohne Zinkmangel. Bei den positiven Ergebnissen ist daher schwer abzuschätzen, ob die therapeutische Wirkung auf einem Ausgleich eines vorhandenen Zinkmangels oder auf echten pharmakologischen Effekten beruht. Hier sind weitere kontrollierte klinische Studien erforderlich.

Eine Abklärung des Zink-Status bei Patienten mit entzündlich-rheumatischen Erkrankungen ist jedoch in jedem Fall empfehlenswert. Dies gilt in besonderem Maße auch für eine Überwachung der Therapie mit Kortikosteroiden, nichtsteroidalen Antirheumatika und D-Penicillamin, da ein hierdurch unter Umständen induzierter Zinkmangel zu weiteren Komplikationen führen kann. Auf die Auswirkungen einer Zink-Defizienz auf das Immunsystem sei hier speziell hingewiesen [37].

4. Selen

Das Element Selen ist in der Spurenelementforschung erst in den letzten 10 Jahren in den Blickpunkt des Interesses gerückt [38]. Gerade beim Selen zeigt sich, daß unser Wissen über die biomedizinische Bedeutung eines solchen Spurenelementes eng verknüpft ist mit den analytischen Möglichkeiten, Mangel und Überschuß nachzuweisen. Hier hat die Weiterentwicklung analytisch-chemischer Meßmethoden einen entscheidenden Forschungsbeitrag geleistet.

Erste Berichte über eine mögliche Bedeutung des Selens bei entzündlichen Gelenkerkrankungen stammen aus China. Die Keshan-Provinz ist hier als ein ausgeprägtes Selenmangel-Gebiet ausgewiesen. Neben einer dort auftretenden endemischen Kardiomyopathie („Keshan-Krankheit"), die durch groß angelegte Supplementierungsversuche mit Selen beherrscht werden konnte, finden sich in diesem Gebiet vermehrt auch entzündliche Gelenkschwellungen, die nach Berichten von *Schrauzer* [38] Zusammenhänge mit einem Selenmangel aufweisen.

Leider sind Angaben über Selen-Analysen bei Patienten mit entzündlich-rheumatischen Gelenkerkrankungen in der Literatur nur vereinzelt vorzufinden. Untersuchungen von *Aaseth* et al. [1] wiesen jedoch erniedrigte Selen-Konzentrationen im Serum von Patienten mit rheumatoider Arthritis nach. Auch wir fanden in einer begrenzten Pilotstudie, deren Ergebnisse an anderer Stelle im einzelnen publiziert werden, tiefe Selen-Werte im Serum und Vollblut im akuten Schub der Erkrankung.

Die Bedeutung des Selens bei entzündlich-rheumatischen Gelenkerkrankungen wird deutlich, wenn man sich die antioxidativen Wirkungen dieses Spurenelementes vor Augen hält. So spielt das selenhaltige Enzym Glutathionperoxidase eine essentielle Rolle bei der Entgiftung von anorganischen und organischen Peroxiden und schützt die Zellmembran vor Lipidperoxidationen. Es wurde daher auch verschiedentlich der therapeutische Einsatz von Selenverbindungen bei entzündlich-rheumatischen Gelenkerkrankungen angeregt und auf die entgiftende Wirkung des Selens gegenüber hochaktiven Radikalen und Radikalanionen hingewiesen.

Weitere kontrollierte klinische Studien müssen zeigen, ob ein Selenmangel bei der Pathogenese entzündlicher Gelenkveränderungen eine Rolle spielt und ob sich hieraus therapeutische Konsequenzen ableiten lassen können.

Literatur

[1] *Aaseth, J., Alexander, J., Thomassen, Y., Munthe, E.,* and *Skrede, S.:* Selenium in rheumatoid arthritis and liver cirrhosis. In: Inflammatory diseases and copper (Hrsg. *Sorenson, J. R. J.*). S. 600. Humana Press, Clifton, New Jersey, 1982.
[2] *Aaseth, J., Munthe, E., Forre, O.,* and *Steinnes, E.:* Trace elements in serum and urine of patients with rheumatoid arthritis. Scand. J. Rheumatol. **7** (1978) 237–240.
[3] *Aiginger, P., Kolarz, G.,* and *Willvonseder, R.:* Copper in ankolysing spondylitis and rheumatoid arthritis. Scand. J. Rheumatol. **7** (1978) 75–78.
[4] *Aiginger, P., Kolarz, G., Willvonseder, R., Scherak, O., Jahn, O., Heisinger, V.:* Kupferstoffwechsel bei Patienten mit entzündlich-rheumatischen Erkrankungen. Verh. Dtsch. Ges. Rheumatol. **6** (1980) 406.
[5] *Al-Thimini, D. J.,* and *Dormandy, T. L.:* Biochem. J. **168** 283 (1978)
[6] *Babior, B. M., Kipnes, R. S.,* and *Curnutte, J. T.:* J. Clin. Invest. **52** 741 (1973).
[7] *Bentley, D. P.,* and *Williams, P.:* Serum ferritin concentrations as an index of storage iron in rheumatoid arthritis. J. Clin. Pathol. **27** 786–788 (1974).
[8] *Brown, D. H., Buchanan, W. W., El-Ghobarey, A. F., Smith, W. W.,* and *Teape, J.:* Serum copper and its relationship to clinical symptoms in rheumatoid arthritis. Ann. Rheum. Dis. **38** (1979) 174–176.
[9] *Cartwright, G. D.,* and *Lee, G. R.:* The anemia of chronic disorders. Br. J. Haematol. **21**, 147–152 (1971).
[10] *Craft, A. W., Eastham, E. J., Bell, J. I.,* and *Brigham, K.:* Serum ferritin in juvenile chronic polyarthritis. Ann. Rheum. Dis. **36**, 271–273 (1977).
[11] *Dinant, H. J.,* and *De Maat, C. E.:* Erythropoiesis and mean red-cell liefspan in normal subjects and in patients with the anemia of active rheumatoid arthritis. Br. J. Haematol. **39**, 437–444 (1978).
[12] *Ebner, W.* und *Eberl, R.:* Die Anämie bei der chronischen Polyarthritis. Z. Rheumatol. **37**, (1978) 211–220.
[13] *Fenz, E.:* Kupfer, ein neues Mittel gegen chronischen und subakuten Gelenkrheumatismus. Münch. Med. Wochenschr. **41**, (1941) 1101.
[14] *Fenz, E.:* Le cuivre dans le rhumatisme articulaire. Münch. Med. Wochenschr. **18**, (1941) 398.
[15] *Fischer, H., Haentzschel, H., Winicki, P.* und *Otto, W.:* Zur prognostischen Bedeutung von Serumeisenspiegel, Hämoglobin und Rheumafaktorentiter bei Rheumatoid-Arthritis. Z. Gesamte Inn. Med. **32**, 84–88 (1977).
[16] *Forestier, J. M.:* Comparative results of copper salts and gold salts in rheumatoid arthritis. Ann. Rheum. Dis. **8**, (1949) 132.
[17] *Hangarter, W., Lubke, A.:* Über die Behandlung rheumatischer Erkrankungen mit einer Kupfer-Natrium-Salicylat-Komplexverbindung (Permalon). Dtsch. Med. Wochenschr. **77**, (1952) 870.
[18] *Heinitz, M.:* Allgemeiner und kasuistischer Beitrag zur Zinktherapie der rheumatoiden Arthritis. Med. Welt **29**, (1978) 1772–1775.
[19] *Heinitz, M.:* Kupfer in Serum und Vollblut bei Psoriasis-Arthritis. Med. Welt **35**, 1241–1243 (1984).
[20] *Heinitz, M.:* Diagnostische und therapeutische Möglichkeiten mit Kupfer und Zink bei rheumatischen Erkrankungen. Dieser Band, S. 73–80.
[21] *Jacobs, A.,* and *Worwood, M.:* Iron. In: Disorders of mineral metabolism (eds. *Bronner, F.* and *Coburn, J. W.*). Vol. I, 2–58. Academic Press, New York, (1981).
[22] *Jayson, M. I., Davis, P., Whicher, J. T.,* and *Walters, G.:* Serum copper and ceruloplasmin in ankylosing spondylitis, systemic sclerosis and morphea. Ann. Rheum. Dis. **35** 443–445 (1975).

[23] *Kishore, V., Latman, N., Roberts, D. W., Barnett, J. B., Sorenson, J. R. J.:* Effect of nutritional copper deficiency on adjuvant arthritis and immunocompetence in the rat. Agents Actions **14**, (1984) 274.
[24] *Klingberg, W. G., Prasad, A. S.,* and *Oberleas, D.:* Zinc deficiency following penicillamine therapy. In: Trace elements in human health and disease (Hrsg. *Prasad, A. S.,* and *Oberleas, D.*). Vol. I, 51–65. Academic Press, New York, 1976.
[25] *Koerper, M. A., Stempel, D. A.,* and *Dallman, P. R.:* Anemia in patients with juvenile rheumatoid arthritis. J. Pediatr. **92**, 930–933 (1978).
[26] *Lunec, J., Wickens, D. G., Graft, T. L.,* and *Dormandy, T. L.:* Copper, free radicals and rheumatoid arthritis. In: Inflammatory Diseases and Copper (Hrsg. *Sorenson, J. R. J.*) S. 231–242. Humana Press, Clifton, New Jersey, 1982.
[27] *Milachowski, K. A.* und *Hagena, F. W.:* Mineral- und Spurenelement-Stoffwechseluntersuchungen bei der chronischen Polyarthritis. Rheuma **4**, 10–14 (1984).
[28] *Mowat, A. G.* and *Hothersall, T. E.:* Nature of anemia in rheumatoid arthritis – iron content of synovial tissue in patients with rheumatoid arthritis and other joint diseases. Ann. Rheum. Dis. **27**, (1968) 345.
[29] *Niedermeyer, W.* and *Griggs, J.H.:* Trace element composition of synovial fluid and blood serum of patients with rheumatoid arthritis. J. Chron. Dis. **23**, (1971) 527–536.
[30] *Ogilvie-Harris, D. J.* and *Fornaiser, V. L.:* Synovial iron deposition in osteoarthritis and rheumatoid arthritis. J. Rheumatol. **7**, (1980) 30.
[31] *Pekarek, R. S.,* and *Beisel, W. R.:* Characterization of the endogenous mediator(s) of serum zinc and iron depression during infection and other stress. Proc. Soc. Exp. Biol. Med. **138**, (1971) 728–732.
[32] *Pekarek, R. S., Burghen, G. A., Bartelloni, P. J., Calia, F. M., Bostian, K. A.,* and *Beisel, W. R.:* The effect of live attenuated Venezuelan equine encephalomyelitis virus vaccine on serum iron, zinc and copper concentrations in man. J. Lab. Clin. Med. **76**, (1970) 293–303.
[33] *Pekarek, R. S., Kluge, R. M., Dupont, H. L., Wannemacher, R. W., Horvick, R. B., Bostian, K. A.,* and *Beisel, W. R.:* Serum zinc, iron and copper concentrations during thyphoid fever in man: Effect of chloramphenicol therapy. Clin. Chem. **21** (1975) 528.
[34] *Rice, E. W.:* Correlation between serum copper, ceruloplasmin activity and C-reactive protein. Clin. Chim. Acta **5**, 632–636 (1960).
[35] *Rice, E. W.:* Evaluation of the role of ceruloplasmin as an acute phase reactant. Clin. Chim. Acta **6**, 652–655 (1961).
[36] *Salin, M. L.,* and *McCord, J. M.:* J. Clin. Invest. **56**, 1319 (1975).
[37] *Schmidt, K.* und *Bayer, W.:* Die Bedeutung des Zinks in der Medizin. Verlag für Medizin Dr. Ewald Fischer, Heidelberg, 1983.
[38] *Schrauzer, G. N.:* Selen. Verlag für Medizin Dr. Ewald Fischer, Heidelberg, 1983.
[39] *Scudder, P. R., Al Thimini, D., McMurray, W., White, A. G., Zoob, B. C.,* and *Dormandy, T. L.:* Serum copper and related variables in rheumatoid arthritis. Ann. Rheum. Dis. **37**, (1978) 67–70.
[40] *Scudder, P. R., McMurray, W., White, A. G.,* and *Dormandy, T. L.:* Synovial fluid copper and related variables in rheumatoid degenerative arthritis. Ann. Rheum. Dis. **37**, (1978) 71–72.
[41] *Simkin, P. A.:* Treatment of rheumatoid arthritis with zinc sulphate. In: Inflammatory diseases and copper (Hrsg. *Sorenson, J. R. J.*) S. 469–482. Humana Press, Clifton, New Jersey, 1982.
[42] *Sorenson, J. R. J.:* An evaluation of altered copper, iron, magnesium, magnese and zinc concentrations in rheumatoid arthritis. Inorg. Perspect. Biol. Med. **2**, (1978) 1.

[43] *Sorenson, J. R. J.*, and *Kishore, V.:* Antirheumatic activity of copper complexes. Trace elements in medicine **1**, 93–102 (1984).
[44] *Sorenson, J. R. J., Hangarter, W.:* Treatment of rheumatoid and degenerative diseases with copper complexes. Inflammation **2**, (1977) 217.
[45] *Tausch, G., Teherani, D. K., Bröll, H., Eberl, R.* und *Altmann, H.:* Einfluß von D-Penicillamin auf Zink-Spiegel im Blut und Harn bei Patienten mit chronischer Polyarthritis. Z. Rheumatol. **37**, 148–152 (1978).
[46] *White, A. G., Scudder, P., Dormandy, T. L.*, and *Martin, V. M.:* Copper – an index of erosive activity. Rheumatol. Rehabil. **17**, (1978) 3–5.
[47] *Wolf, B.:* Therapy of inflammatory diseases with superoxid dismutase. In: Inflammatory diseases and copper (Hrsg. *Sorenson, J. R. J.*) S. 453–468. Humana Press, Clifton, New Jersey, 1982.

Zink und Kupfer als diagnostische Parameter
– eine klinische Studie an 30 Rheumapatienten

U. Messner

Einführung

Unter den Oberbegriff der Erkrankungen des rheumatischen Formenkreises fallen nicht nur die entzündlichen Erkrankungen wie die chronische Polyarthritis oder die ankylosierende Spondylitis, sondern auch die degenerativen Erkrankungen im Sinne von Arthrose. Die rheumatischen Erkrankungen umfassen daher eine sehr heterogene Gruppe von Krankheitsbildern, deren verbindendes Leitsymptom der chronische Schmerz im Bewegungsapparat ist.

Die chronisch rheumatischen Erkrankungen zählen heute nach statistischen Erhebungen in allen Industriestaaten zu den häufigsten Ursachen von Arbeitsunfähigkeit und Invalidität und stellen damit ein schwerwiegendes individualmedizinisches und sozialmedizinisches Problem dar.

Es ist heute allgemein anerkannt, daß immunoregulatorische Mechanismen in die Ätiologie der rheumatischen Erkrankungen eingreifen, wenngleich eine geschlossene Kausalitätskette trotz vielfältiger Forschungsaktivitäten nicht erkennbar ist. Bekanntlich ist beim Gesunden das Immunsystem in der Lage, über eine Vielzahl von Kopplungen und Rückkopplungen ein Gleichgewicht zwischen Toleranz und Abwehr aufrecht zu erhalten und nach Störungen neu einzuregulieren. Dies trifft sowohl für die Erkennungsmechanismen zu als auch für die operativen Systeme, die der Regulation unterworfen sind. Beim Rheumapatienten scheinen diese Mechanismen zur Rückführung der entzündlichen Aktivierung nicht mehr reguliert zu sein, so daß eine Perpetuierung auftritt, die zur schließlichen Gewebsdestruktion führt.

In der Diagnose und Differentialdiagnose der verschiedenen Erkrankungen des rheumatischen Formenkreises spielen anamnestische, klinische und röntgenologische Daten die wesentliche Rolle. Zunehmend wird jedoch auch das Instrumentarium der modernen Labormedizin in die Diagnostik der Bindegewebserkrankungen einbezogen. Dies betrifft einerseits die zellulären Funktionsleistungen, andererseits aber auch die Vielzahl humoraler Mediatoren, mit denen Zellfunktionen moduliert werden. Daneben können die destruierenden oxydativen oder hydrolytischen Agentien wichtige diagnostische Anhaltspunkte über die Progredienz der Erkrankung geben. Besonders die Elastase ist in der letzten Zeit als ein diagnostischer Parameter in den Vordergrund getreten [6, 7, 8].

Die vorliegende Untersuchung befaßt sich mit der diagnostischen Wertigkeit sogenannter „Akut-Phasen-Parameter" bei rheumatischen Erkrankungen.

Aus der Vielzahl der Akut-Phasen-Reaktanden soll hier speziell auf das Plasmaprotein Coeruloplasmin sowie die Elemente Kupfer und Zink eingegangen werden, die auf entzündliche Aktivierungen empfindlich reagieren. Unter dem Begriff der Akut-Phasen-Proteine faßt man eine sehr heterogene Gruppe von Plasmaproteinen zusammen, zu denen Proteine der Gerinnungskaskade, wie z. B. Plasminogen oder Fibrinogen, gehören, ebenso wie Proteaseninhibitoren vom Typ des alpha-1-Proteaseninhibitors oder des alpha-2-Makroglobulins, aber auch andere, wie z. B. C-reaktives Protein (CRP), saures alpha-1-Glykoprotein, Albumin, Präalbumin, Haptoglobin oder Transferrin. Schließlich sind auch verschiedene Komplementfaktoren hier einzureihen.

Das Coeruloplasmin ist als Kupfer-Metalloprotein einerseits als Transportprotein zu verstehen, andererseits besitzt es Oxidaseaktivität, so daß es in die Entgiftung von Zwischenprodukten der Sauerstoffreduktion eingreift [4, 5, 9, 10]. Die bei der Reduktion des molekularen Sauerstoffs anfallenden Metabolite (Sauerstoffradikale, Wasserstoffperoxid usw.) nehmen bei der antibakteriellen Abwehr eine Schlüsselrolle ein. Ihre Entgiftung ist für die Rückregulation der entzündlichen Zellaktivierung von Bedeutung, so daß man neben anderen Faktoren auch dem Coeruloplasmin in diesem Bereich eine wichtige Funktion zusprechen kann. Da 90% des Plasmakupfers an das Coeruloplasmin gebunden sind, kommt auch der Bestimmung des Kupfers eine eminente Bedeutung bei der Diagnostik entzündlicher rheumatischer Erkrankungen zu, und eine differentialdiagnostische Abgrenzung von anderen Erkrankungen des rheumatischen Formenkreises kann auf dieser Basis möglich sein. Insbesondere während der akuten Phasen der Erkrankung bzw. im akuten Schub einer chronischen Erkrankung sollte dies zutreffen [1, 2, 12, 13].

Patientengut

Untersucht wurden Blutproben von 26 stationären Patienten zweier Rheumakliniken (Schloßpark-Klinik, Bad Waldsee, Chefarzt PD Dr.

med. *N. Dettmer* und Fachklinik Höhenblick, Baden-Baden, Chefarzt Leit. Med.-Direktor Dr. med. *M. Heinitz*) mit entzündlichen Gelenkerkrankungen im Alter von 17 bis 75 Jahren (x = 47 ± 13 Jahre), davon waren 50% weiblichen und 50% männlichen Geschlechts. 16 Patienten hatten eine seropositive chronische Polyarthritis, 8 eine seronegative, jeweils 1 Patient hatte ein Sjögren-Syndrom bzw. eine Arthritis psoriatica.

Bei 5 Patienten wurden in einem Zeitraum von 1/2 bis 5 Jahren zurückliegend Synovektomien vorgenommen, bei 3 lagen Bakerzysten vor, bei 1 Zustand von Meniskus-OP vor 3 Jahren. 3 Patienten hatten zusätzlich ein HWS-LWS-Syndrom, 1 war mit Zustand nach Lungentuberkulose, 1 mit Prostata-Adenom und fraglicher Hyperurikämie, 1 mit einer valvulären Aortenstenose.

Behandlungsbedürftig waren 3 Hypertoniker, 2 Patienten mit Herzinsuffizienz, 2 mit Angina pectoris, 1 mit Harnwegsinfekt und 1 wurde mit Zustand nach Thyreoektomie substituiert. 8 erhielten Magenpräparate (Antacida).

Als antirheumatische Therapie erhielten 7 Patienten Antiphlogistika. 11 Patienten erhielten Gold, wobei 5 zusätzlich Antiphlogistika und 1 Cortison und 2 beides bekamen; 3 erhielten Chloroquin, wobei 2 zusätzlich Antiphlogistika und 1 Cortison bekamen; 4 erhielten D-Penicillamin, wobei 3 noch zusätzlich Antiphlogistika erhielten.

Außerdem wurden Blutproben von 4 stationären Patienten mit Morbus Bechterew (HLA-B-27 pos.) im Alter von 27 bis 50 Jahren (x = 37 ± 11 Jahre) männlichen Geschlechtes untersucht. Die Patienten litten an folgenden Begleitsymptomen: 2 an einer therapiebedürftigen Iridozyklitis, 1 am grauen Star beider Augen, 1 an Sekundärarthrose großer Gelenke, 1 an einer mit Doxycyclin behandelten rezidivierenden Sinusitis. Die Behandlung erfolgte bei allen mit Antiphlogistika.

Analytische Methoden

Bestimmung des Coeruloplasmins

Die NOR-Partigenplatte wurde in die Mitte der Auftragsstelle mit 5 µl EDTA-Plasma (8 Min./1600 g/Heraeus Cyrofuge 6–6) mit der Hamilton-Mikroliter-Spitze beschickt. An der Auftragsstelle 1 wurden zur Überprüfung der Funktionstüchtigkeit der NOR-Partigen-Immundiffusionsplatten 5 µl des Protein-Standard-Plasmas aufgetragen.

Bei Raumtemperatur ist die Platte nach Beschickung nach 48 Stunden ablesbar. Der Präzipitatdurchmesser wurde mit Hilfe der Partigen-Meßlupe der Fa. Behring auf 0,1 mm genau abgelesen. Über die beiliegende Bezugswerte-Tabelle wurde der Gehalt der Akut-Phasen-Proteine ermittelt.

Bestimmung von Kupfer und Zink

Die Bestimmung der Elemente Kupfer und Zink in Serum und Vollblut erfolgte mittels Atomabsorptionsspektrometrie (AAS) mit Flammentechnik (Atomabsorptionsspektrometer Perkin-Elmer 3030).

Ergebnisse

In einer ersten Serie wurden die erhobenen Meßdaten für Coeruloplasmin, Kupfer und Zink sowie als Referenzen die Blutsenkungsgeschwindigkeit und die Leukozytenzahl nach der Zahl der befallenen Gelenke gruppiert. Die Ergebnisse sind in den nachfolgenden Graphiken dargestellt.

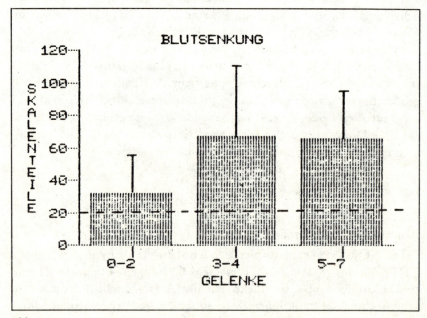

Abb. 1

Die *Abbildung 1* zeigt die summierten Werte der oberen Angabe (nach 2 Stunden) der Blutkörperchensenkungsgeschwindigkeit (BSG) aufgetragen über den 3 Gruppen, wobei die BSG in Skalenteilen angegeben ist.

Der Mittelwert der Gruppe I liegt mit 32 Skt (n = 6) leicht über dem Durchschnittsnormwert von 20 Skalenteilen, die Gruppen II und III liegen mit 67 Skt (n = 12) und 66 Skt (n = 8) deutlich darüber (Normbereich von 6–20 Skalenteile/2h).

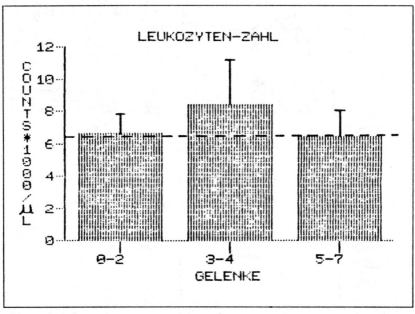

Abb. 2

Die *Abbildung 2* zeigt die summierten Werte der Leukozytenzahl, aufgetragen über den 3 Gruppen, wobei die Anzahl der Leukozyten in counts x 1000 pro µl angegeben ist.

Der Mittelwert der Gruppe I liegt mit 6,683 (n = 6) geringfügig, der der Gruppe II mit 8,425 (n = 12) deutlich über dem Normmittelwert von 6,5 x 1000 pro µl.

Die Gruppe III liegt mit 6,462 (n = 8) leicht darunter (Normbereich von 4000–9000/µl).

Die *Abbildung 3* zeigt die summierten Werte der Coeruloplasmin-Untersuchung, aufgetragen über den 3 Gruppen, wobei die Coeruloplasmin-Werte in mg/ml angegeben sind.

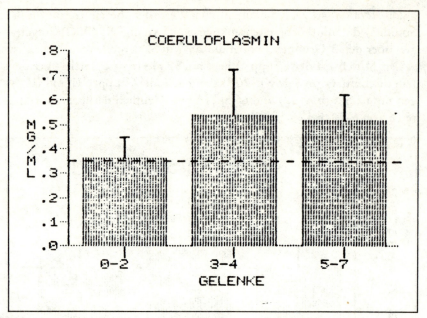

Abb. 3

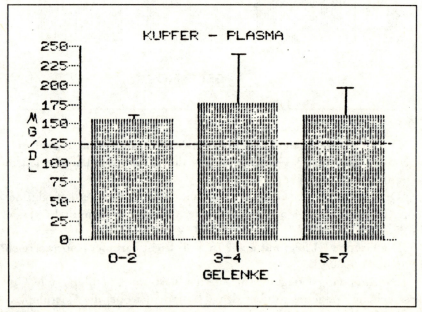

Abb. 4

54

Der Mittelwert der Gruppe I liegt mit 0,36 (n = 6) geringfügig über dem Normwert von 0,35 mg/ml (n = 6), die Gruppen II mit 0,54 (n = 12) und III mit 0,52 (n = 8) liegen deutlich darüber (Normbereich von 0,155–0,592 mg/ml).

Die *Abbildung 4* zeigt die summierten Werte des Kupfer-Plasmaspiegels, aufgetragen über den 3 Gruppen, wobei die Kupfer-Werte in µg/dl angegeben sind.

Die Mittelwerte der Gruppen I mit 156 (n = 6), II mit 176,1 (n = 7) und III mit 160 (n = 2) liegen über dem Normmittelwert von 100 µg/dl (Normbereich von 70–130 µg/dl).

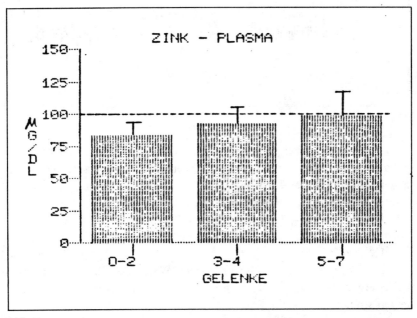

Abb. 5

Die *Abbildung 5* zeigt die summierten Werte des Zink-Plasmaspiegels, aufgetragen über den 3 Gruppen, wobei die Zink-Werte in µg/dl angegeben sind.

Die Mittelwerte der Gruppen I mit 83,5 (n = 6), II mit 92,39 (n = 7) und III mit 98 (n = 2) steigen zwar langsam an, liegen aber unter dem Normmittelwert von 124 µg/dl. (Normbereich von 88–160 µg/dl).

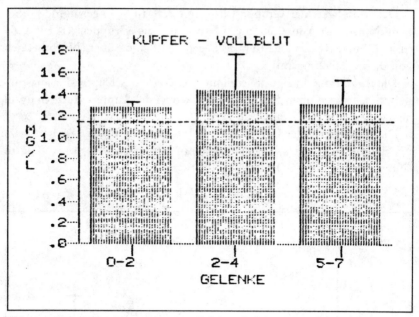

Abb. 6

Die *Abbildung 6* zeigt die summierten Werte des Kupfer-Vollblutspiegels, aufgetragen über den 3 Gruppen, wobei die Kupferwerte in mg/l angegeben sind.

Die Mittelwerte der Gruppen I mit 1,28 (n = 6), II mit 1,44 (n = 7) und III mit 1,32 (n = 2) liegen über dem Normmittelwert von 1,15 mg/l, wobei die zweite Gruppe II deutlich darüber liegt (Normbereich von 1,1–1,2 mg/l).

Die *Abbildung 7* zeigt die summierten Werte des Zink-Vollblutspiegels, aufgetragen über den 3 Gruppen, wobei die Zinkwerte in mg/l angegeben sind.

Der Mittelwert der Gruppe I mit 6,45 (n = 6) liegt deutlich unter dem Normmittelwert von 7,5 mg/l. Die Mittelwerte der Gruppen II mit 6,98 (n = 7) und III 7,38 (n = 2) liegen auch darunter (Normbereich von 7,3–7,7 mg/l).

In einer zweiten Serie wurden die Meßdaten für Blutsenkung, Leukozytenzahl, Coeruloplasmin, Kupfer und Zink nach der Krankheitsdauer gruppiert. Die Ergebnisse dieser Auswertungen sind in den folgenden Abbildungen dargestellt.

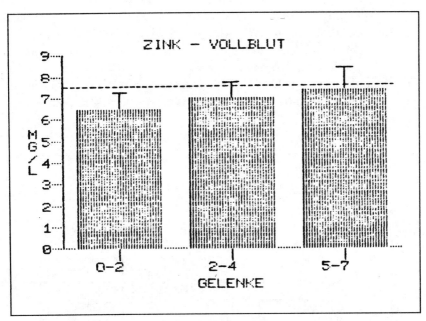
Abb. 7

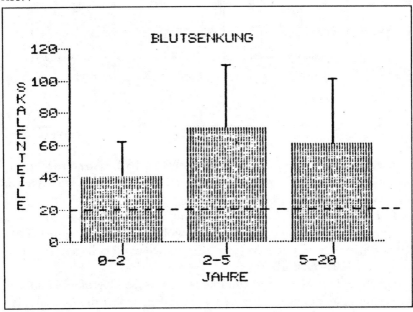
Abb. 8

Die *Abbildung 8* zeigt die summierten Werte der oberen Angabe (nach 2 Stunden) der Blutkörperchensenkungsgeschwindigkeit (BSG), aufgetragen über den 3 Gruppen, wobei die BSG in Skalenteilen angegeben ist.

Der Mittelwert der Gruppe I liegt mit 40 Skt (n = 7) etwas über dem Durchschnittswert von 20 Skalenteilen, die Gruppen II und III liegen mit 71 (n = 9) und 61 Skt (n = 10) deutlich darüber (Normbereich von 6–20 Skalenteile/2h).

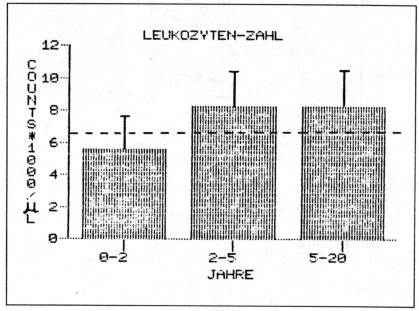

Abb. 9

Die *Abbildung 9* zeigt die summierten Werte der Leukozytenzahl, aufgetragen über den 3 Gruppen, wobei die Anzahl der Leukozyten in counts x 1000 pro µl angegeben ist.

Der Mittelwert der Gruppe I liegt mit 5,6 (n = 7) etwas unter dem Normmittelwert von 6,5 x 1000 pro µl, wohingegen die Gruppen II und III mit 8,33 (n = 9) und 8,34 (n = 10) deutlich darüber liegen (Normbereich von 4000–9000/µl).

Die *Abbildung 10* zeigt die summierten Werte der Coeruloplasmin-Untersuchung, aufgetragen über den 3 Gruppen, wobei die Coeruloplasmin-Werte in mg/ml angegeben sind.

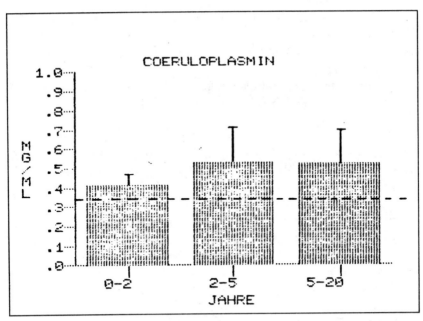

Abb. 10

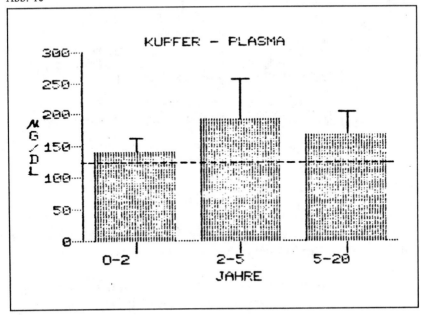

Abb. 11

Der Mittelwert der Gruppe I liegt mit 0,41 (n = 7) wenig über dem Normwert von 0,35 mg/ml, die Mittelwerte der Gruppen II und III liegen mit 0,53 (n = 9) und 0,52 (n = 10) deutlich darüber (Normbereich von 0,155–0,592 mg/l).

Die *Abbildung 11* zeigt die summierten Werte des Kupfer-Plasmaspiegels, aufgetragen über den 3 Gruppen, wobei die Kupferwerte in µg/dl angegeben sind.

Die Mittelwerte der Gruppen I mit 139 (n = 6), II mit 190,4 (n = 5) und III mit 166,2 (n = 4) liegen über dem Normmittelwert von 100 µg/dl, wobei die Gruppe II deutlich darüber liegt (Normbereich von 70–130 µg/dl).

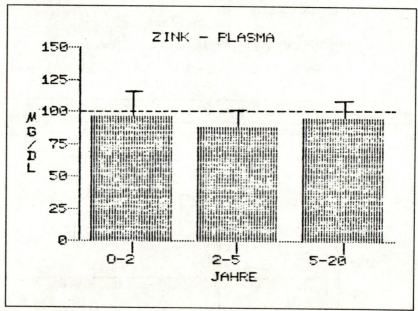

Abb. 12

Die *Abbildung 12* zeigt die summierten Werte des Zink-Plasmaspiegels, aufgetragen über den 3 Gruppen, wobei die Zinkwerte in µg/dl angegeben sind.

Die Mittelwerte der Gruppen I mit 96,75 (n = 6), II mit 87,8 (n = 5) und III mit 95 (n = 4) liegen unter dem Normmittelwert von 124 µg/dl (Normbereich von 88–160 µg/dl).

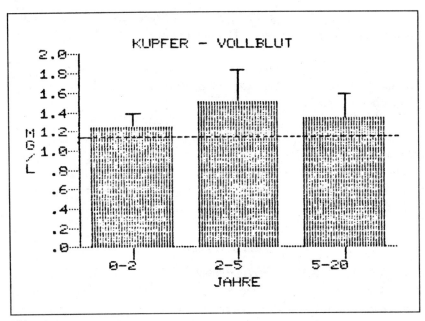

Abb. 13

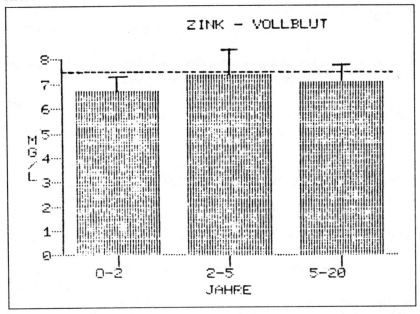

Abb. 14

Die *Abbildung 13* zeigt die summierten Werte des Kupfer-Vollblutspiegels, aufgetragen über den 3 Gruppen, wobei die Kupferwerte in mg/l angegeben sind.

Die Mittelwerte der Gruppen I mit 1,25 (n = 6), II mit 1,5 (n = 5) und III mit 1,34 (n = 4) liegen über dem Normmittelwert von 1,15 mg/l (Normbereich von 1,1–1,2 mg/l).

Die *Abbildung 14* zeigt die summierten Werte des Zink-Vollblutspiegels, aufgetragen über den 3 Gruppen, wobei die Zinkwerte in mg/l angegeben sind.

Die Mittelwerte der Gruppen I mit 6,74 (n = 6), II mit 7,36 (n = 5) und III mit 7,05 (n = 4) liegen alle unter dem Normmittelwert von 7,5 mg/l (Normbereich von 7,3–7,7 mg/l).

Diskussion

Die erhobenen Meßdaten zeigen bei allen Parametern in den verschiedenen Gruppen teilweise ausgeprägte Abweichungen von den Normwerten. Dabei kann davon ausgegangen werden, daß sich die Kupferwerte und die Coeruloplasminspiegel sehr ähnlich verhalten. Zusätzlich durchgeführte Regressionsanalysen ergaben einen Korrelationskoeffizienten größer 0,93, so daß von einer exzellenten Korrelation gesprochen werden kann.

Im Gegensatz zum Kupfer liegen die Zinkspiegel sämtlich unter der Norm, wobei das Ausmaß der Zinkdefizienzen geringer war als das Ausmaß des Kupferanstiegs. Es ist bekannt, daß bestimmte Mediatoren des Entzündungsgeschehens einen Transport von Zink in die Leber initiieren, so daß eine Verarmung an diesem Element im peripheren Blut resultieren kann [11]. Dieses Leber-Zink wird für die verstärkte RNA- und Proteinsynthese während der Entzündung benötigt, da eine ganze Reihe zinkhaltiger Enzyme in diesen Prozeß eingreifen [14]. Besonders bekannt ist die RNA-Polymerase.

Ein enger Zusammenhang läßt sich auch zeigen zwischen dem Anstieg der Blutsenkungsgeschwindigkeit und dem Anstieg von Coeruloplasmin bzw. Kupfer.

In den verschiedenen Gruppierungen nach Gelenkbefall und Dauer der Erkrankung ergeben sich interessante Gesetzmäßigkeiten, deren kausale Interpretation jedoch nicht ohne weiteres möglich ist. So zeigt sich beispielsweise, daß der Kupfer-Anstieg bei einer Krankheitsdauer von 2 bis 5

Jahren wesentlich stärker ausgeprägt ist als bei kurzer oder sehr langer Krankheitsdauer. Ähnlich sind die Kupferanstiege bei Befall von 3–4 Gelenken am ausgeprägtesten, während geringere oder größere Zahlen an befallenen Gelenken sich auf den Kupferspiegel weniger gravierend auswirken. Beim Zink fällt in diesem Zusammenhang auf, daß initial und bei geringem Gelenkbefall die Defizienzen am ausgeprägtesten sind, während sich bei weiterem Fortschreiten der Erkrankung eine Annäherung an die Normbereiche abzeichnet. Danach könnte man eher Zink als einen Akut-Phasen-Reaktanden bezeichnen [3].

In diesem Zusammenhang muß natürlich auf den schubweisen Verlauf der Erkrankung hingewiesen werden, der bei dem vorliegenden Untersuchungsschema nicht berücksichtigt wird, sowie auf Interferenzen der gemessenen Parameter mit der durchgeführten Basistherapie. Eine Gruppierung nach verschiedenen therapeutischen Regimen der untersuchten Patienten ergab allerdings keine signifikanten Abhängigkeiten.

Literatur

[1] *Aaseth, J., Munthe, E., Forre, O.* und *Steinnes, E.:* Trace elements in serum and urine of patients with rheumatoid arthritis. Scand J. Rheumatol. 7 (1978) 237–240.

[2] *Aiginger, P., Kolarz, G.* und *Willvonseder, R.:* Copper in ankylosing spondylitis and rheumatoid arthritis, Scand. J. Rheumatol. 7 (1978) 75–78.

[3] *Ambanelli, U., Ferraccioli, G. F., Troise, W., Serventi, G.:* Die Zink-Konzentration im Blut und Synovia im Verlauf der chronischen Polyarthritis: Korrelation mit Eisen und den Transportproteinen (Alpha-2-Makroglobulin, Transferrin). Z. Rheumatol. 36 345–350 (1977).

[4] *Curzon, G.* und *O'Reilly, S.:* A coupled iron ceruloplasmin oxidation system. Biochem. Biophys. Res. Comm. 2 (1960) 284–286.

[5] *Kasper, C. B.* und *Deutsch, H. F.:* Physiochemical studies of humans ceruloplasmin. J. Biol. Chem. **238** (1963) 2325–2337.

[6] *Kleesiek, K., Neumann, S., Greiling, H.:* Determination of the elastase a1-proteinase inhibitor complex, elastase activity and proteinase inhibitors in the synovial fluid. Fresenius Z. Anal. Chem. **311**, 434–435 (1982).

[7] *Kleesiek, K., Neumann, S., Greiling, H.:* Elastase aus Granulozyten in der Synovialflüssigkeit: Konzentration und Aktivität von Elastase-Inhibitor-Komplexen bei chronischen Gelenkerkrankungen. In: *Dettmer, N., Lindner, J., Kleesiek, K., Mohr, W., Puhl, W.:* Theoretische und klinische Befunde der Knorpelforschung, 134–141, Eular-verlag, Basel (1983).

[8] *Menninger, H., Putzier, R., Mohr, W., Wessinghage, D., Tillmann, K.:* Granulocyte Elastase at the site of cartilage erosion by rheumatoid synovial tissue. Z. Rheumatol. 39 145–186 (1980).

[9] *Osaki, S., McDermott, J. A.* und *Frieden, E.:* Proof of the ascorbate oxidase activity of ceruloplasmin. J. Biol. Chem. 239 (1964), 3570–3575.

[10] *Osaki, S., Johnson, D. A.* und *Frieden, E.:* The possible significance of the ferroxidase activity of ceruloplasmin in normal humans serum. J. Biol. Chem. 241 (1966) 2746–2751.

[11] *Pekarek, R. S.* und *Beisel, W. R.:* Characterization of the endogenous mediator(s) of serum zinc and iron depression during infection and other stress. Proc. Soc. Exp. Biol. Med. **138** (1971) 728–732.
[12] *Scudder, P. R., Al-Timini, D., McMurray, W., White, A. G., Zoob, B. C.* und *Dormandy, T. L.:* Serum copper and related variables in rheumatoid arthritis. Ann. Rheum. Dis. **37** (1978) 67–70.
[13] *Scudder, P. R., Al-Timini, D., McMurray, W., White, A. G.,* und *Dormandy, T. L.:* Synovial fluid copper and related variables in rheumatoid and degenerative arthritis. Ann. Rheum. Dis. **37** (1978) 71–72.
[14] *Wannemacher, R. W., Pekarek, R. S.* und *Beisel, W. R.:* Mediator of hepatic amino and acid flux in infected rats. Proc. Soc. Exp. Biol. Med. **139** (1972) 128–132.

Praxiserfahrungen mit Mineralstoffen und Spurenelementen bei rheumatischen Erkrankungen

F. Boysen

Seit 1972 haben wir bei unseren skandinavischen Patienten Analysen des Vollblutes auf Mineralstoffe und Spurenelemente in Deutschland mittels Atomabsorptionsspektrometrie durchführen lassen und haben gleichzeitig versucht, als sprachliches und ärztliches Bindeglied zu skandinavischen Universitätskliniken und privat praktizierenden Ärzten zu dienen und therapeutische Vorschläge auszuarbeiten.

Bei den rheumatischen Erkrankungen müssen sowohl genetische als auch metabolische und immunologische Aspekte diskutiert werden. Im Hinblick auf die Mineralstoffe müssen besonders auch iatrogene Faktoren berücksichtigt werden, da in einer ganzen Reihe von Fällen entsprechende Rückwirkungen auf den Mineralstoffwechsel bekannt sind.

Einer der führenden schwedischen Forscher auf diesem Gebiet, *Gösta Roth*, führte in seiner Einführung in die Elektrolytverhältnisse an: „Die Tatsache, daß heute in jedem Krankenhaus Elektrolytinfusionen breite Anwendung finden, macht es unbedingt erforderlich, daß die Ärzte wissen müssen, was sie mit den verabreichten Elektrolyten bewirken. Offenbar ist dies jedoch nicht immer der Fall."

Der Einfluß von Diuretika auf die Kalium- und Natriumhomöostase ist seit langem bekannt. Hierbei können jedoch auch die Elemente Magnesium, Calcium, Eisen, Kupfer, Zink und Phosphor beeinflußt werden, was häufig jedoch nicht ausreichend beachtet wird.

Die inhibitorischen Wirkungen von Calcium- und Magnesium-Defiziten auf die Collagen-Synthese und auch die massiv erhöhten Kupfer- und Zink-Verluste bei D-Penicillamin-Therapie spielen als iatrogen ausgelöste Mangelsituationen nicht selten eine wichtige Rolle bei rheumatischen Erkrankungen. Dies muß auch bei den Übergängen akuter Initialphasen in chronische Veränderungen beachtet werden.

So beschrieb z. B. *Sörensen* den Fall eines Säuglings einer Frau, der während der Schwangerschaft täglich 2 g D-Penicillamin verabreicht wurden. Das Kind zeigte Bindegewebe-Abnormalitäten, die vergleichbar mit solchen waren, die bei Kupfer-Mangelsituationen beschrieben wurden.

Die Bedeutung von Magnesium als Regulator des Zellstoffwechsels ist allgemein bekannt. Magnesium-Mangel kann zu Wachstumsverzögerungen führen und hat Auswirkungen auf die Protein-, Kohlenhydrat- und Nukleinsäure-Synthese.

Laborchemische Untersuchungen bilden ein hervorragendes Hilfsmittel, um die Wechselwirkungen zwischen Mineralstoffen und Spurenelementen und pathologischen Veränderungen zu erkennen und therapeutisch zu beeinflussen.

Bei Diagnostik und Therapie von Störungen im Bereich des Mineralstoffwechsels müssen auch die Interaktionen zwischen den einzelnen Elementen berücksichtigt werden. So sind z. B. für die Elemente Natrium und Kalium, Calcium und Magnesium sowie für Kupfer und Zink antagonistische Wirkungen bekannt. Diese Gegebenheiten müssen auch bei allen Therapiemaßnahmen im Bereich der Mineralstoffe berücksichtigt werden.

Bei rheumatischen Erkrankungen haben wir die besten Ergebnisse bei den Patienten erzielt, die unter Einhaltung strenger Diätvorschriften und bei Einnahme biologischer Präparate einer Mineralstoffsubstitution unterzogen waren und die nicht gleichzeitig mit immunsuppressiven oder antiphlogistischen Mitteln behandelt waren. Dazu möchte ich zwei Fallbeispiele aus meiner Praxis vorstellen.

Fall 1
Kerstin P., 34 Jahre. Die Patientin ist schwanger im 5. Monat ihrer zweiten Schwangerschaft. Das erste Kind, heute 4 Jahre alt, leidet an einer zerebralen Parese. Die Mutter ist über ihren Schwangerschafts-Verlauf beunruhigt. Seit 2 Monaten hat sie Gelenkschmerzen in den Beinen und im Rücken und leidet an Ödemen. Die Senkung ist erhöht. Seit 8 Wochen erhält sie Diuretika. Die Rheumafaktoren sind negativ. Trotz täglicher Eisen-Einnahme nimmt der Hämoglobingehalt ständig ab. Sie leidet häufig an unspezifischen Infektionen und Erschöpfungszuständen. Wir haben zu diesem Zeitpunkt eine Analyse des Vollblutes auf Mineralstoffe und Spurenelemente veranlaßt (Abb. 1, S. 67).

Der Befund läßt erniedrigte Werte bei den Elementen Kalium, Magnesium, Eisen und Zink erkennen, während die Werte von Natrium und Kupfer erheblich zu hoch liegen.

Aus statistischen Untersuchungen wissen wir, daß Frauen mehr als Männer für rheumatische Erkrankungen disponiert sind und daß gerade während und unmittelbar nach der Schwangerschaft die Häufigkeit rheumatischer Erkrankungen ansteigt.

Spektrodiagramm zu Analyse-Nr. 119393

Vor-Befund / Prior Analysis	Element	Normal-Bereich / Normal Range	Ergebnis / Result	−				+		
	Na	1900–2000	2122	1650	1750	1850	1950	2050 **********	2150	2250
	K	1750–1850	1530	1500	1600 **********	1700 **********	1800	1900	2000	2100
	Ca	59,0–61,0	59.22	54	56	58	60 ***	62	64	66
	Mg	34,0–36,0	30.90	29	31 *******	33 *******	35	37	39	41
	Cu	1,10–1,20	1.84	0,85	0,95	1,05	1,15	1,25 ********	1,35 ********	1,45 *******
	Fe	440–480	344.10	340 *******	380 *******	420	460	500	540	580
	Zn	7,30–7,70	6.60	6,00	6,50 ******	7,00 ******	7,50	8,00	8,50	9,00
	P	350–390	363.0	250	290	330	370 *	410	450	490
	Pb	bis 0,30	0.032		0 *******	0,10 *******	0,20	0,30	0,40	0,50
	Li	0,010–0,050	0.017		0	0,010 *****	0,030	0,050	0,070	0,090

Alle Werte beziehen sich auf mg/1000 ml.
All values refer to mg/1000 ml.

Vor-Befund / Prior Analysis	Quotient / Ratio	Normal-Bereich / Normal Range	Ergebnis / Result	−				+		
	K:Na	0,87–0,97	0.72	0,62	0,72 **********	0,82 **********	0,92	1,02	1,12	1,22
	Mg:Ca	0,55–0,61	0.52	0,28	0,38	0,48	0,58 *****	0,68	0,78	0,88
	K:Ca	29,0–31,0	25.8	24	26 **********	28 **********	30	32	34	36
	Cu:Zn	0,135–0,165	0.279	0,03	0,07	0,11	0,15	0,19 **********	0,23 **********	0,27 *****

Hb:	g/dl	Ery:	Mio./ul	Ht:

Abb. 1: Frau *Kerstin P.*, 1. Analyse

Die differentialdiagnostische Bewertung der erhöhten Kupfer-Konzentration ist in diesem Zusammenhang nicht einfach. So wissen wir, daß es während der Schwangerschaft infolge der hormonellen Veränderungen zu einer gesteigerten Synthese des kupferhaltigen Plasma-Proteins Coeruloplasmin kommt. Andererseits kommt es auch bei entzündlichen Veränderungen, insbesondere auch bei entzündlichen rheumatischen Erkrankungen, zu entsprechenden Erhöhungen der Kupfer-Konzentrationen im Blut, die auf eine Aktivierung von Abwehrmechanismen zurückzuführen sind. Generell lassen sich hier sehr enge Korrelationen zwischen den Kupfer- und Coeruloplasmin-Konzentrationen im Blut nachweisen.

Als Folge des so aktivierten Kupfer-Stoffwechsels kann es dann zu Kupfer-Defizienzen in bestimmten Körperbereichen kommen.

Die Erhöhung der Kupfer-Konzentration im Blut muß dabei als physiologischer Respons auf die immunologischen oder hormonellen Veränderungen angesehen werden. Eine große Gefahr liegt dann vor, wenn die Kupfer-Erhöhung falsch gedeutet wird und man zum Beispiel durch D-Penicillin-Gaben eine vermehrte renale Eliminierung von Kupfer zu erreichen versucht. Damit können Mangellagen bei diesem Element auf zellulärer Ebene provoziert werden.

Zu Behandlungsbeginn verabreichte ich Kupfer-Glukonat, 2 x 6 Tabletten täglich, um den Füllungsgrad der Kupfer-Speicher zu erhalten. Zusätzlich gab ich Kalium, Magnesium, Calcium und Zink. Die Diuretika-Behandlung wurde abgesetzt und es wurden nur biologische Mittel zu einer Steigerung der Diurese verabreicht. Dies wurde kombiniert mit einer salzarmen und basenreichen Diät.

Die Entbindung verlief komplikationsfrei im 9. Monat und es wurde ein gesunder Knabe geboren. Die Hämoglobinwerte sind normal, ebenso wie die Senkung. Während der Laktation wurde die Therapie fortgesetzt, wobei besonders auch auf eine ausreichende Calcium-Zufuhr geachtet wurde. Schon bei der Schwangeren ist mit einem Calcium-Bedarf von ca. 2000 mg pro Tag zu rechnen, da der schnell wachsende Fötus erhebliche Calcium-Mengen einlagert. Noch weiter erhöht ist der Calcium-Bedarf während der Laktation und kann bis zu 2500 mg pro Tag erreichen. Pro 100 g Muttermilch werden ca. 35 mg Calcium abgegeben. Der hohe Calcium-Bedarf während der Laktation wird häufig nicht durch ein entsprechend hohes Angebot ausgeglichen, weil viele Frauen zudem zur Reduktion ihres Körpergewichtes gerade in dieser Zeit eine Reduktionsdiät durchführen. Zwei Monate nach der Geburt wurde eine weitere Kontrollanalyse vorgenommen, deren Ergebnisse in Abbildung 2 dargestellt sind.

Spektrodiagramm zu Analyse-Nr. 123883

Vor-Befund / Prior Analysis	Element	Normal-Bereich / Normal Range	Ergebnis / Result	−				+		
2122	Na	1900–2000	2108	1650	1750	1850	1950 **********	2050	2150	2250
1530	K	1750–1850	1654	1500	1600	1700 ************	1800	1900	2000	2100
59.22	Ca	59,0–61,0	59.90	54	56	58	60 □	62	64	66
30.90	Mg	34,0–36,0	36.53	29	31	33	35 ******	37	39	41
1.84	Cu	1,10–1,20	1.12	0,85	0,95	1,05	1,15 **	1,25	1,35	1,45
344.10	Fe	440–480	411.70	340	380	420	460 ************	500	540	580
6.60	Zn	7,30–7,70	7.47	6,00	6,50	7,00	7,50 □	8,00	8,50	9,00
363.0	P	350–390	396.9	250	290	330	370 *****	410	450	490
0.032	Pb	bis 0,30	0.017	0 ***************	0,10	0,20	0,30	0,40	0,50	
0.017	Li	0,010–0,050	0.017	0	0,010 *****	0,030	0,050	0,070	0,090	

Alle Werte beziehen sich auf mg/1000 ml.
All values refer to mg/1000 ml.

Vor-Befund / Prior Analysis	Quotient / Ratio	Normal-Bereich / Normal Range	Ergebnis / Result	−				+		
0.72	K:Na	0,87–0,97	0.78	0,62	0,72	0,82	0,92 ************	1,02	1,12	1,22
0.52	Mg:Ca	0,55–0,61	0.61	0,28	0,38	0,48	0,58 ***	0,68	0,78	0,88
25.8	K:Ca	29,0–31,0	27.6	24	26	28 ************	30	32	34	36
0.279	Cu:Zn	0,135–0,165	0.150	0,03	0,07	0,11	0,15 □	0,19	0,23	0,27

Hb:	g/dl	Ery:	Mio./ul	Ht:

Abb. 2: Frau *Kerstin P.*, 2. Analyse

Fall 2

Frau *Eva P.*, 43 Jahre. Seit 1973 besteht eine rheumatoide Arthritis. Bei der Patientin sind nahezu sämtliche bekannten Antirheumatika eingesetzt worden, wie zum Beispiel Butazolidin, Brufen, Naprosyn und Chlorizin-Phosphat. Diese Therapeutika kamen bis 1979 zum

Einsatz. Die Patientin hat über viele Jahre eine lakto-vegetabile Kost zu sich genommen. Nach 1979 trat eine lange Remissions-Phase ein und der Zustand der Patienten hat sich gebessert. Im August 1982 kam es zu einem akuten Rezidiv mit einer Blutsenkung von 88 mm n. W. Im September 1982 wird eine Therapie mit Velden, Voltaren und Prednisolon aufge-

Spektrodiagramm zu Analyse-Nr. 119086

Vor-Befund / Prior Analysis	Element	Normal-Bereich / Normal Range	Ergebnis / Result	−				+		
	Na	1900–2000	2282	1650	1750	1850	1950	2050	2150	2250
	K	1750–1850	1482	1500	1600	1700	1800	1900	2000	2100
	Ca	59,0–61,0	70.67	54	56	58	60	62	64	66
	Mg	34,0–36,0	30.56	29	31	33	35	37	39	41
	Cu	1,10–1,20	1.81	0,85	0,95	1,05	1,15	1,25	1,35	1,45
	Fe	440–480	314.10	340	380	420	460	500	540	580
	Zn	7,30–7,70	5.97	6,00	6,50	7,00	7,50	8,00	8,50	9,00
	P	350–390	352.6	250	290	330	370	410	450	490
	Pb	bis 0,30	0.035		0	0,10	0,20	0,30	0,40	0,50
	Li	0,010–0,050	0.017		0	0,010	0,030	0,050	0,070	0,090

Alle Werte beziehen sich auf mg/1000 ml.
All values refer to mg/1000 ml.

Vor-Befund / Prior Analysis	Quotient / Ratio	Normal-Bereich / Normal Range	Ergebnis / Result	−				+		
	K:Na	0,87–0,97	0.65	0,62	0,72	0,82	0,92	1,02	1,12	1,22
	Mg:Ca	0,55–0,61	0.43	0,28	0,38	0,48	0,58	0,68	0,78	0,88
	K:Ca	29,0–31,0	21.0	24	26	28	30	32	34	36
	Cu:Zn	0,135–0,165	0.303	0,03	0,07	0,11	0,15	0,19	0,23	0,27

Hb:	g/dl	Ery:	Mio./ul	Ht:

Abb. 3: Frau *Eva P.*, 1. Analyse

nommen. Die Patientin kommt Ende November 1982 zu uns und wir haben eine Untersuchung der Mineralstoffe und Spurenelemente veranlaßt (Abb. 3, S. 70).

Auch hier zeigt sich eine erhebliche Anämietendenz mit tiefen Werten der im Erythrozyten konzentrierten Elemente sowie deutlich erhöhte

Spektrodiagramm zu Analyse-Nr. 124064

Vor-Befund / Prior Analysis	Element	Normal-Bereich / Normal Range	Ergebnis / Result	−				+		
2282	Na	1900–2000	1997	1650	1750	1850	1950 ****	2050	2150	2250
1482	K	1750–1850	1629	1500	1600	1700 ************	1800	1900	2000	2100
70.67	Ca	59,0–61,0	61.13	54	56	58	60 *****	62	64	66
30.56	Mg	34,0–36,0	34.04	29	31	33	35 ****	37	39	41
1.81	Cu	1,10–1,20	1.31	0,85	0,95	1,05	1,15	1,25 ************	1,35	1,45
314.70	Fe	440–480	415.20	340	380	420 *********	460	500	540	580
5.97	Zn	7,30–7,70	5.77	6,00	6,50 ************	7,00	7,50	8,00	8,50	9,00
352.6	P	350–390	364.6	250	290	330	370 *	410	450	490
0.035	Pb	bis 0,30	0.039	0	0,10 ************	0,20	0,30	0,40	0,50	
0.017	Li	0,010–0,050	0.018	0	0,010 *****	0,030	0,050	0,070	0,090	

Alle Werte beziehen sich auf mg/1000 ml.
All values refer to mg/1000 ml.

Vor-Befund / Prior Analysis	Quotient / Ratio	Normal-Bereich / Normal Range	Ergebnis / Result	−				+		
0.65	K:Na	0,87–0,97	0.82	0,62	0,72	0,82 ************	0,92	1,02	1,12	1,22
0.43	Mg:Ca	0,55–0,61	0.56	0,28	0,38	0,48	0,58 **	0,68	0,78	0,88
21.0	K:Ca	29,0–31,0	26.6	24	26	28 ************	30	32	34	36
0.303	Cu:Zn	0,135–0,165	0.194	0,03	0,07	0,11	0,15	0,19 *********	0,23	0,27

| Hb: | g/dl | Ery: | Mio./μl | Ht: | |

Abb. 4: Frau *Eva P.*, 2. Analyse

Konzentrationen der Elemente Natrium und Kupfer. Die Therapie mit Antirheumatika und Antiphlogistika wurde abgebrochen und die Patientin begann mit einer basenreichen und salzarmen Kost. Zusätzlich haben wir die Elemente Kalium, Magnesium, Eisen und Zink substitutiert. Im Mai 1983 zeigt eine weitere Analyse das in Abbildung 4 (Seite 71) wiedergegebene Bild.

Die Blutsenkung liegt nun bei 20 mm n. W., der Gesamtzustand zeigt eine allgemeine Verbesserung. Das Zink ist allerdings noch deutlich erniedrigt. In diesem Zusammenhang ist zu erwähnen, daß die Patientin an präklimakterischen Beschwerden leidet und einen tiefen Östrogenspiegel aufweist. Zusammenhänge zwischen hormonellen Veränderungen und dem Zink-Stoffwechsel sind bekannt. Wir begannen nun mit einer massiven Zink-Therapie und führten 45 mg Zink pro Tag zu. Höhere Zink-Konzentrationen geben wir generell nicht, da dabei Einflüsse auf den Kupfer-Stoffwechsel erwartet werden müssen.

Abschließend möchte ich noch darauf hinweisen, daß Elemente wie Magnesium, Kupfer, Eisen und Zink unentbehrliche Faktoren für die Abwehrmechanismen sind. Durch eine ausreichende Zufuhr bei diesen Elementen schaffen wir eine wesentliche Grundlage im Bereich der präventiven Medizin. Untersuchungen der Blutkonzentrationen von Mineralstoffen und Spurenelementen werden sicherlich in der Zukunft zu den Standardbestimmungen im klinischen Laboratorium gehören.

Literatur
[1] *Gösta Rooth:* Einführung in den Säure-Basen- und Elektrolyt-Haushalt. Lund 1970.
[2] *Harrison, P. M.* and *Hoare, R. J.:* Metals in Biochemistry, London 1980.
[3] *Boysen, F.:* Metal-Ion Interaction related to Pathological Response. Lund 1983.
[4] *Boysen, F.:* Clinical Results related to Spectroanalyses. Malmö 1978.
[5] *Burch, R. E., Hahn, H. K. J.* and *Sullivan, J. F.:* Newer Aspects of the Roles of Zinc, Maganese and Copper in Human Nutrition. Clin. Chem. **21,** 501 (1975).
[6] *Keen, Carl, I. J.* Lönnerdal, Bo and Hurley, S., University of California, 1981: Characteristics of Perinatal Copper Deficiency.
[7] *Sorensen, John, R. J.:* Copper Complexes as Active Metabolites of Antiinflammatory Agents. Little Rock, Arkansas 1981.
[8] *Vittali, H. P.:* Knochenerkrankungen, Histologie und Klinik. Köln-Merheim 1970.
[9] *Schmidt, K./Bayer, W.:* Mineralstoffwechsel und Abwehrsystem. Verlag für Medizin Dr. Ewald Fischer. Heidelberg 1982.
[10] *Jeppson, J. O.:* Zinkbestimmungen in der klinischen Routine, Malmö 1974.

Diagnostische und therapeutische Möglichkeiten mit Kupfer und Zink bei rheumatischen Erkrankungen

M. Heinitz

Die diagnostische Bedeutung einiger „vergessener Kationen", so möchte ich es einmal überspitzt formulieren, gewinnt in den letzten Jahren an zunehmender Bedeutung. Es erhebt sich dabei die Frage, weshalb die diagnostische Bedeutung bekannter essentieller Kationen erst in den letzten Jahren in das Blickfeld des fachlichen Interesses gerückt ist. Liegt es daran, daß die diagnostischen Methoden eine quantitativ und qualitativ zunehmend präzisere Aussage erlauben, oder hat diese Entwicklung auch noch andere Gründe? Die Beschäftigung mit dem Mineralstoffwechsel ist weit vielschichtiger, als man früher angenommen hatte. Ein hervorragendes Beispiel für die Fehlinterpretation der Bedeutung eines Kations für die chronische Polyarthritis belegt diese Erfahrung. Viele Jahre über war man davon überzeugt, daß ein erhöhter Kupferspiegel im Serum dafür spräche, daß kein Defizit an Kupfer bei dieser Erkrankung vorliegen könnte. Seit kurzem wissen wir, daß dies nicht so ist, daß gerade bei der chronischen Polyarthritis ein hochsignifikantes Defizit von Kupfer vorliegt, und daß die Knochenkonzentration beim Kupfer um mehr als die Hälfte vermindert ist.

Sie können hier deutlich erkennen, wie sich gerade beim Kupfer eine dramatische Wende ergeben hat, wie sie vor wenigen Jahren in der modernen Rheumatologie noch nicht für möglich gehalten wurde.

Wenn wir hier von entzündlich-rheumatischen Erkrankungen sprechen wollen, um in Bezug auf ausgewählte rheumatische Erkrankungen etwas über die Bedeutung von Kupfer und Zink in Diagnostik und Therapie auszusagen, muß zuerst einmal festgestellt werden, was speziell unter entzündlich-rheumatischen Erkrankungen zu verstehen ist, denn das Gebiet der entzündlich-rheumatischen Erkrankungen umfaßt eine Vielzahl von Diagnosen.

Bei unseren Überlegungen sind aus dem rheumatischen Formenkreis die entzündlich-rheumatischen Erkrankungen gemeint, welche von der Bedeutung und Wertung her das Kernstück rheumatologischer Forschung darstellen: die chronische Polyarthritis, die Psoriasis-Arthritis und die Spondylitis ankylosans (die Bechterewsche Erkrankung).

Gestatten Sie mir, kurz auch auf das Element Eisen einzugehen, weil es in Bezug auf das Element Kupfer mit in die Thematik einbezogen werden muß.

Es ist schon längere Zeit bekannt, daß es bei der chronischen Polyarthritis in Abhängigkeit von der Krankheitsaktivität zu einer Verminderung der Serum-Eisen-Konzentration kommt. Diese ist häufig von einer normozytären, normo- bis hypochromen Anämie begleitet. Auch bei anderen chronischen Entzündungskrankheiten finden wir ähnliche Veränderungen. Das Eisen-transportierende Protein im Serum, das Transferrin, ist in seiner Konzentration regelrecht bis erniedrigt. Die Eisensättigung des Transferrins ist häufig vermindert. Im Gegensatz dazu ist das Ferritin bei Patienten mit chronischer Polyarthritis im Mittel höher als bei Normalpersonen. Auch hier korreliert die Erhöhung in Abhängigkeit von der Krankheitsaktivität. Spezielle Untersuchungen erbrachten, daß Patienten mit chronischer Polyarthritis Eisen ohne Störung intestinal resorbieren. Dagegen wird dann Eisen im entzündlich aktivierten retikuloendothelialen System vermehrt gespeichert und ist aus diesem Grund vermindert für die Hämatopoese verfügbar. So fand man eine vermehrte Eisenspeicherung im entzündlich veränderten Synovialgewebe, in den Lymphknoten und im Knochenmark. Bis auf Ausnahmen kann die Anämie bei der chronischen Polyarthritis durch Eisengaben nicht beeinflußt werden. Erst durch eine erfolgreiche antiphlogistische Behandlung der Grundkrankheit ist eine Besserung zu erwarten! Ein Anstieg des Hämoglobins ist dann zu registrieren. Dies ist für die Verlaufsbeurteilung und Prognose mit von Wichtigkeit.

Der Serumspiegel von Kupfer ist abhängig von der Kupferaufnahme mit der Nahrung, der Resorption, dem Coeruloplasminspiegel und der Ausscheidung über Leber- und Gallenwege. Über 90% des Serumkupfers sind an Coeruloplasmin gebunden. Im neu aufgelegten Standardbuch der „Differentialdiagnose Innerer Medizin" von *Siegenthaler* (früher *Hegglin*) findet sich unter dem Kapitel der „Diagnostik der chronischen Polyarthritis" kein Hinweis auf eine Erhöhung des Serumspiegels von Kupfer. Es findet sich ein Hinweis auf erhöhte Kupferspiegel bei Anämie und Kollagen-Krankheiten, dagegen auf einen erniedrigten Kupferspiegel beim Morbus Bechterew.

Schon *Böni* und *Jung* wiesen 1950 auf die bei der chronischen Polyarthritis erhöhten Kupfer- und niedrigen Eisenwerte hin. Eine Erhöhung der Serum-Kupfer-Konzentration bei der chronischen Polyarthritis ist durch einen Anstieg des kupfertransportierenden Proteins Coeruloplasmin bedingt, es enthält über 90% des Serum-Kupfers.

Coeruloplasmin reagiert wie ein Akut-Phasen-Protein, das bei systemischen Entzündungskrankheiten vermehrt von der Leber synthetisiert und ins Plasma abgegeben wird. Es ist bekannt, daß Kupferionen an der Prostaglandinsynthese teilnehmen, an der Kollagenbiosynthese und auch an der Dismutierung von Superoxidanionen, die bei entzündlichen Prozessen (Phagozytose u. a.) in größerem Umfang freigesetzt werden.

Man muß aufgrund tierexperimenteller Untersuchungen an kupferarm ernährten Tieren annehmen, daß Coeruloplasmin eine antientzündliche Wirkung hat. Kupferarm ernährte Tiere zeigen in verschiedenen Entzündungsmodellen signifikant stärkere Entzündungsreaktionen als andere Tiere, die normal gefüttert wurden. Obwohl Kupfer auch als Indikator und Verlaufsparameter der Entzündungsreaktion bei der chronischen Polyarthritis miteinbezogen werden kann, sind verschiedene Autoren der Meinung, daß die Bestimmung von Kupfer und Coeruloplasmin im Serum weniger geeignet ist als die Bestimmung anderer Akut-Phase-Proteine (C-reaktives Protein, Haptoglobin u. a.), da die Konzentrationsanstiege relativ gering sind. Daneben verdient auch Beachtung, daß es unter der Einnahme von östrogenhaltigen Präparaten zu ganz erheblichen Konzentrationssteigerungen des Coeruloplasmins kommt.

Es liegen zahlreiche Untersuchungen über die Bestimmung von Zink im Serum vor. Die überwiegende Mehrheit der Untersucher fand gering bis deutlich erniedrigte Serum-Zink-Spiegel bei der chronischen Polyarthritis.

Weitere Untersuchungen anderer Autoren beschäftigten sich mit dem Mineral- und Spurenelement-Gehalt in verschiedenen Gewebs- und Körperflüssigkeiten bei der chronischen Polyarthritis. Seit den Untersuchungen von *Milachowski* und *Hagena* 1983 in Serum, Synovialis und Synovialflüssigkeit in Verbindung mit Knochenanalysen bei der chronischen Polyarthritis wissen wir, daß Kupfer in der Synovialis bei der chronischen Polyarthritis signifikant erniedrigt ist, während die Serum-Kupfer-Werte nur eine geringgradige Erhöhung aufwiesen. Besonders eindrucksvoll war hierbei die Analyse der Knochenproben, welche eine hochsignifikante Erniedrigung der Mineralstoffe Kalzium, Magnesium, Eisen, Kupfer und Zink erbrachten, wobei aber die eklatante Erniedrigung von Kupfer um die Hälfte besonders hervortrat. *Milachowski* und *Hagena* sahen bei ihren Serumanalysen außer der gering- bis mäßiggradigen Kupfer-Erhöhung keine Erniedrigung von Zink im Serum. Sie schließen daraus, daß Serum-Analysen keine idealen Spurenelement-Parameter darstellen. Sie nehmen aufgrund ihrer Untersuchungsergebnisse an, daß ein besserer Maßstab eine Vollblut-Analyse sei. Sie fanden bei eigenen Untersuchungen eine Erniedrigung von Kupfer im Blut bei der chronischen Polyarthritis.

Bei eigenen Untersuchungen unausgewählter Patienten mit chronischer Polyarthritis mittlerer Entzündungsaktivität fanden wir für Zink wohl die Serumwerte gering, die Vollblutwerte aber deutlich erniedrigt, während bei Patienten mit Psoriasis-Arthritis im Serum gering erniedrigte Werte vorlagen und die Vollblutwerte sich fast im Normbereich befanden.

Es ist bekannt, daß es bei Malignomen zu vermehrter Zinkausscheidung im Harn kommen kann. *Brandes* u. Mitarbeiter fanden bei zunehmendem Grad der Malignität bei gynäkologischen Tumoren ein Absinken des Zink-Serum-Spiegels in Korrelation auf einen zunehmenden Anstieg des Serum-Kupfer-Spiegels im Vergleich zu Frauen mit gutartigen Tumoren. Aus der Korrelation des Kupfer-Zink-Quotienten ließ sich das Malignitätsstadium des Tumors ablesen.

Im Vergleich zur Bestimmung anderer Akut-Phasen-Proteine kann allerdings auf die Bestimmung von Kupfer im Serum verzichtet werden, weil die Konzentrationsanstiege dieses Metalls vergleichsweise gering sind.

Bemerkenswert ist, daß in Verbindung mit den eindrucksvollen Untersuchungsbefunden von *Milachowski* und *Hagena* einer Erniedrigung von Kupfer im Vollblut, besonders dann, wenn sie ausgeprägter ist, Beachtung geschenkt werden muß, da sie nach den Untersuchungsergebnissen des Knochengewebes auf ein Kupfer-Defizit hinweisen kann.

Auch nach unseren eigenen Untersuchungen muß festgestellt werden, daß ein deutlich erniedrigter Zink-Vollblut-Wert im Vergleich zu nur gering erniedrigten Zink-Serum-Spiegeln im Bezug auf die von *Milachowski* erhobenen Befunde auch bei erniedrigten Zink-Vollblut-Werten ein Zinkdefizit vermuten lassen.

Nicht nur bei der chronischen Polyarthritis, sondern auch bei der Bechterew'schen Erkrankung findet man entzündliche Schübe. Bei 5 eigenen Patienten, welche in den letzten Jahren zu einer Rehabilitationsbehandlung bei uns aufgenommen waren, fanden wir bei höherer und hoher Entzündungsaktivität deutlich erhöhte Serum-Kupfer-Werte.

Gibt es vertretbare Therapieansätze für die chronische Polyarthritis, die Psoriasis-Arthritis und die Bechterewsche Erkrankung? Ausgangspunkt für den Versuch einer Zink-Therapie bei chronischer Polyarthritis waren die tierexperimentellen Beobachtungen von *Hoekstra,* welcher im Zinkmangel Erscheinungen bei Küken beobachten konnte, die der echten Arthritis sehr ähnlich waren. *Simkin* berichtete als erster über Erfolge einer Zinksulfat-Therapie bei der chronischen Polyarthritis. Den Anstoß zum Einsatz von Zink gaben die Berichte von *Niedermeier* und *Griggs* über erniedrigte Zink-Serumspiegel bei dieser Erkrankung. Später berichtete *Clemenssen* in einer Doppelblindstudie über Behandlungserfolge bei der Psoriasis-Arthritis nach einer 6monatigen Zufuhr von Zinksulfat. Es muß ergänzt werden, daß in den USA kein anderes Zink-Präparat außer Zinksulfat zugelassen ist.

Die Geschichte einer Therapie mit Kupfer ist älteren Datums. Schon vor Jahrhunderten galt in Mexiko bei den dortigen Eingeborenen das Tragen eines Kupferrings als Schutz vor rheumatischen Erkrankungen. *Hangarter,* Schüler und Oberarzt des bekannten Heidelberg Klinikers *Ludolph von Krehl* und späterer Ordinarius für Innere Medizin, stellte bei einer ausführlichen Besichtigung von Kupferminen in Finnland und Befragung von Werksärzten und Minenarbeitern fest, daß bei dieser Berufsgruppe keine entzündlich-rheumatischen Erkrankungen auftraten.

In Verbindung mit einem pharmazeutischen Betrieb setzte er 1950 Kupfer-Präparate in Form eines Kupfer-Salicylat-Komplexes zur Infusionsbehandlung bei verschiedenen entzündlich-rheumatischen Erkrankungen mit Erfolg ein. Später konnte *Sorensen* tierexperimentell nachweisen, daß es möglich ist, die antiphlogistische Wirkung von Antirheumatika in Verbindung mit Kupfer zu verstärken. Kupfer wurde früher schon in Deutschland und in Polen zur Behandlung einer chronischen Polyarthritis mit geringer bis mäßiger Entzündungsaktivität mit Erfolg eingesetzt. Die meisten Therapeuten gingen dabei aber von der Vorstellung aus, daß es sich bei der Kupfer-Behandlung um eine Reiztherapie, eine Umstimmungsbehandlung, handele. Erwähnenswert ist, daß schon 1951 für den Einsatz von Kupfer bei chronischer Polyarthritis klare Richtlinien festlagen: Gold wurde in der aktiven Phase gegeben bei Patienten mit mittlerer bis hoher Entzündungsaktivität; während Kupfer nur Patienten mit gering- bis mäßiggradiger Aktivität vorbehalten blieb.

Der Effekt einer Goldbehandlung ist zum Teil aufgeklärt, zum Teil beruht er aber auch auf Hypothesen: Hemmung der lysosomalen Enzyme,

Hemmung der Phagozytosereaktion, Inaktivierung von Komplement u. a. Neuere Untersuchungen an Vista-Ratten sollten nachweisen, in welcher Form sich wiederholte Injektionen mit Gold, in Form von Natrium-Aurothiomalat, auf den Zink- und Kupfer-Stoffwechsel auswirken. Nach diesen Untersuchungen erscheint es gesichert, daß dieses Gold-Präparat eine Hauptrolle bei der Verteilung von Kupfer und Zink vor allem in Leber und Niere spielt. Diese Autoren weisen mit Nachdruck auf den antiarthritischen Effekt und die Bedeutung der beiden Elemente Kupfer und Zink hin. Natürlich muß bei diesen Untersuchungen berücksichtigt werden, daß die Untersuchungen an gesunden Tieren durchgeführt wurden.

Milachowski und Mitarbeiter fanden bei Patienten mit Zustand nach medialer Schenkelhalsfraktur und schwerer Koxarthrose eine Erniedrigung des Zink-Spiegels im Vollblut in Verbindung mit einer Statistik-gesicherten signifikanten Erniedrigung des Zink-Gehaltes im Knochen.

Bei anderen Untersuchungen in menschlichem Pseudo-Arthrosen-Gewebe war die Kupfer-Konzentration erniedrigt, das Element Zink war hochsignifikant vermindert. *Milachowski* führte tierexperimentell Untersuchungen über das Verhalten der Spurenelemente Kupfer und Zink bei der Knochenbruchheilung normal ernährter Kaninchen durch. In bioptisch gewonnenen Knochenproben konnte die Konzentration von Kupfer und Zink mittels Atomabsorptionsspektrophotometrie 3, 6 und 9 Wochen nach Osteotomie bestimmt und mit Normalwerten verglichen werden. Er fand folgende Ergebnisse: Zink war vorwiegend in der Frühphase der Knochenbruchheilung von Bedeutung, aber auch Kupfer scheint nach den Ergebnissen für die Frühphase der Kallusbildung von Bedeutung. Die Wichtigkeit von Kupfer für den Bindegewebs- und Kollagen-Stoffwechsel ist damit belegt.

Die knochenbioptischen Befunde von *Milachowski* bei der chronischen Polyarthritis begründen den Einsatz von Kupfer und Zink als Zusatztherapeutikum bei der chronischen Polyarthritis. Über eine entsprechende Pilotstudie wird berichtet. Aufgrund der gefundenen Ergebnisse erscheint eine Doppelblindstudie über einen längeren Zeitraum zur Überprüfung der ermittelten positiven Beeinflussung des chronischen Krankheitsbildes berechtigt.

Bei eigenen Verlaufsbeobachtungen fanden wir häufig eine Korrelation zwischen der Höhe der Entzündungsaktivität der chronischen Polyarthritis und dem Ausmaß der Erniedrigung von Zink im Serum und Vollblut bei signifikant erhöhten Kupfer-Werten im Serum.

Bei der Applikation von Kupfer und Zink muß bedacht werden, daß Wechselwirkungen zwischen beiden Metallen bestehen: denn bei einer Monotherapie mit Zink kommt es regelmäßig zu einem zunehmenden Abfall von Kupfer im Serum. Es gibt Autoren, die bei gleichzeitiger Applikation von Kupfer und Zink einen zeitlichen Abstand beider Präparate von 4–8 Stunden empfehlen. Dies sind mehr Erfahrungswerte, sollen aber in diesem Zusammenhang einmal angefügt werden. Es ist durchaus möglich, daß die Gewichtung von Zink und Kupfer bei einer Zusatztherapie diesen und noch andere Gesichtspunkte zu berücksichtigen hat.

Beim entzündlichen Schub steht unseres Erachtens eine höhere Dosierung von Zink mit 2–3 mal Zink täglich in Präparaten, welche ca. 10 mg Zink pro Dosis enthalten, im Vordergrund, während im Verlauf der Erkrankung bei Rücknahme der Zinkdosierung die Kupfer-Dosis erhöht werden sollte.

Milachowski hat bei seinen ersten klinischen Untersuchungen Kupfer- und Zink-Aspartat * eingesetzt. Er ging dabei so vor: Da der normale tägliche Bedarf an Zink 15–20 mg und der von Kupfer 2–3 mg beträgt (Physiologische Relation von 6:1), erhielten alle Patienten über einen Zeitraum von 6 Wochen täglich 2 x 1 Dragée Zinkaspartat und 2 x 1 Dragée Kupferaspartat. 2 Dragées Zinkaspartat enthalten 100 mg Wirkstoff = 20 mg Zn^{2+}. Bei seinen Untersuchungen erfolgte nach 3–6 Wochen die klinische und laborchemische Kontroll- bzw. Abschlußuntersuchung. Die Kationenbestimmungen im Vollblut erfolgten mittels eines Atomabsorptionsspektrographen. Zur Auswertung und Beurteilung wurde neben der subjektiven Beurteilung durch den Patienten und den Blutanalysen noch der Gelenkindex nach Ritchie herangezogen. Eine Kontrolle der Blutsenkung in entsprechenden Abständen bleibt dabei unerläßlich.

Zusammenfassend ist festzuhalten, daß eine Vielzahl von biochemischen und klinischen Ergebnissen die Berechtigung für die Zufuhr von Kupfer und Zink bei chronisch-entzündlich rheumatischen Erkrankungen, insbesondere aber bei der chronischen Polyarthritis, als Zusatztherapeutikum, stützt. Die knochenbioptischen Mineralstoff-Analysen weisen aber darauf hin, daß auch andere Elemente neben Kupfer und Zink bei der

---

* Dr. Franz Köhler Chemie, Alsbach

Substitution berücksichtigt werden müssen, nämlich Kalzium, Magnesium, Eisen und Mangan.

Literatur

[1] *Brandes, Joseph, M., Lightman, Abraham* et al.: The diagnostic value of serum Copper/Zinc ratio in gynecological Tumors. Acta Obstet Gynecol. Scand. **62,** (1983) 225–229.
[2] *Clemmensen, O. J.* et al.: Psoriatic arthritis treated with oral zinc sulphate. British Journal of Dermatology **103** (1980) 411.
[3] *Conforti, A., Franco, L.* et al.: Copper and ceruloplasmin acticity in rheumatoid arthritis. In *Gorini, S., Ziff, M., Velo, G. P.* (Ed.): Advances in Inflammation Research. Vol. 3. Rheumatoid Arthritis (Raven Press: New York (1982) 237.
[4] *Hangarter, W.:* Kupfer-Salicylat bei rheumatoider Arthritis und rheumaähnlichen degenerativen Veränderungen. Med. Welt **31** (1980) 45, 1625.
[5] *Heinitz, M.:* Atomabsorptionsspektrographische Befunde im Serum und Vollblut von Kupfer und Zink bei Morbus Bechterew. Rheuma **4,** (1984) 5.
[6] *Hoekstra, W. G.:* Zinc deficiency causes arthritis-like condition. Chem. Eng. News **45** (1967) 14–15.
[7] *Milachowski, K., Moschinski, D., Jaeschock, R., Kaschner, A.:* The influence of zinc on bone healing in rats. Arch. Orthop. Traum. Surg. **96** (1980) 17.
[8] *Milachowski, D., Moschinski, D., Kremer, K., Vent, J.:* Das Spurenelement Zink bei der medialen Schenkelhalsfraktur und Koxarthrose. Unfallchirurgie **6** (1980) 4, 209–212.
[9] *Milachowski, K.* et al.: Das Verhalten der Spurenelemente Kupfer und Zink bei der Knochenbruchheilung des Kaninchens. Unfallheilkunde **84,** (1981) 168–174.
[10] *Milachowski, K., Keyl, W.:* Störungen des Mineral- und Spurenelementstoffwechsels in menschlichem Pseudarthrosengewebe. Unfallheilkunde 85: (1982) 453–456.
[11] *Milachowski, K., Hagena, F.-W., Bracker, W.:* Spurenelementbestimmungen in Knochen und Serum bei der chron. Polyarthritis: Act. Rheumatol. **8** (1983) 59–61.
[12] *Milachowski, K., Hagena, F.-W.:* Kupfer- und Zinkaspartat als Zusatztherapeutikum bei der chron. Polyarthritis. Rheuma **4** (1984) 4.
[13] *Mowat, A. G.:* Hematological abnormalities in rheumatoid arthritis. Semin. Arthr. Rheum. 1 (1971) 195.
[14] *Niedermeier, W., Griggs, H. H.:* Trace metal compsition of synovial fluid and blood serum of patients with rheumatoid arthritis. J. Chron. Dis. Vol. 23 (1971) 527–636.
[15] *Simkin, P. A.:* Oral zinc sulphate in rheumatoid arthritis. Lancet 2 (1976) 639–542.
[16] *Sharma, R. P.:* Metabolism of intracellular zinc and copper following single and repeated injections of gold sodium thiomalate. Agents ad Actions 13 (1983) 4 380–388.
[17] *Siegenthaler, W.:* In: Differentialdiagnose innerer Krankheiten. Georg Thieme Verlag (1984) 15. Aufl. 38.20: Differentialdiagnostische Bedeutung biochemischer Serum- und Urinwerte.
[18] *Sorenson, J. R. J.:* Copper chelates as possible active metabolites of the antiarthritic and antiepileptic drugs. Journal of applied Nutrition **32** (1980) 4–25.

Stellenwert der Entzündungsparameter bei der rheumatoiden Arthritis unter biologischer Therapie

W. Schmitz-Harbauer

1. Einleitung

Der folgende Beitrag ist der Frage gewidmet, welchen Stellenwert die Entzündungsparameter für Diagnose und Therapie der chronischen Polyarthritis im Rahmen der Naturheilverfahren einnehmen.

Entsprechend dem praktischen Handeln als Allgemeinarzt wird die Thematik in die Problemkreise

Diagnostik und Therapie

gegliedert sowie jeweils mit Fallbeispielen erläutert. Alle Fallbeispiele sind Patienten mit einer ,,sicheren cP" gemäß den ARA-Kriterien [1].

2. Problemkreis Diagnostik

Im Problemkreis Diagnostik muß sich der Arzt für Naturheilverfahren fragen, welche diagnostischen Maßnahmen ihm zur Verfügung stehen, z. B.:
- Anamnese und homöopathische Repertorisation
- Elektroakupunkturtest
- Bioenergetische Funktionsdiagnostik
- Thermoregulationsdiagnostik.

Diese Verfahren haben nicht das Ziel einer herkömmlichen Krankheitsdefinition im Sinne der cP, ihre Stärke liegt in der ganzheitlichen Betrachtungsweise und den daraus resultierenden ganzheitlichen (regulativen) Therapieansätzen.

Die Repertorisations- und Meßmethoden der EAV und BFD haben sich in der Praxis als wesentlich sensibler erwiesen als die allgemeine Laborroutine. Darüber hinaus können mit Hilfe dieser Ganzheitsmethode ,,rheumaspezifische" Mittel wie typische homöopathische Mittel:

Acidum benzoicum (Benzoesäure)
Arnica (Berg-Wohlverleih)
Bryonia (Zaunrübe)
Causticum (Ätzkalk)

Colchicum (Herbstzeitlose)
Cuprum (Kupfer)
Dulcamara (Bittersüß)
Ledum (Sumpfporst)
Phytolacca (Kermesbeere)
Rhus tox. (Giftsumach)

und spezifische Nosoden:
Polyarthritis
Tonsillitis-Polyarthritis
Rheuma,

Nosoden gemäß Austestung mit Hinweis auf Mesenchymbelastung, bereits indiziert sein, bevor überhaupt ein Kriterium gemäß der Übereinkunft der American Rheuma Association (ARA) vorliegt.

Ist der diagnoseführende Arzt von der Treffsicherheit seiner Verfahren überzeugt, so fragt sich, welche Argumente für eine Untersuchung der Entzündungsparameter sprechen.

Die Häufigkeit erkannter rheumatischer Erkrankungen in der allgemeinärztlichen Sprechstunde beträgt nach statistischen Erhebungen 17% [2]. Dabei ist unbestritten, daß noch ein erheblicher Prozentsatz nicht erkannter Rheumafälle hinzuzurechnen ist.

Bei der rheumatoiden Arthritis sind neben der Häufigkeit aber auch die umfassenden Organbeteiligungen ein Argument für intensive Diagnostik.

In der Pathologie wurden folgende Befunde erhoben [3]:

1. Herz:
- Perikarditis 40%–50% (histopathologische Befunde)
  10% (klinisch auffällig)
- Perikardergüsse 20%

2. Gefäßsystem:
- Vaskulitis 20%–25% (von minimaler Arteriitis bis Panarteriitis nodosa)

3. Lunge:
- fibrinöse Pleuritis 40%

4. Lymphsystem:
- Lymphadenopathie 82%

5. **Leber:**
● histol. unspez.
   Hepatitis   60%–90%
6. **Niere:**
● membranöse Glomerulonephritis
7. **Magen:**
● Ulzera

Selbst wenn man die pathologischen Befunde bei Leber, Nieren und Magen für rein therapiebedingt hält, so bleiben die möglichen Auswirkungen der cP auf Lymph- und Gefäßsystem sowie Herz und Lunge ein beachtlicher Risikofaktor.

Welche Laborparameter bieten sich nun für die Erstdiagnose an?
Laboruntersuchungen im Blut:
● Krankheitsspezifische Parameter wurden bisher noch nicht entdeckt.
● Typische Parameter sind Rheumafaktoren: 20% der Fälle bleiben auch nach jahrelanger Krankheit „seronegativ" [4].

Waaler-Rose-Test:
Mit Kaninchenantikörpern beladene Schafserythrozyten. Dieser Test ist vergleichsweise sensitiver, dafür häufiger falsch positiv.

Latex-Tropfen-Test:
Mit humanen IGG beladene Latexpartikel. Dieser Test ist vergleichsweise spezifischer, dafür häufiger negativ.

● **Unspezifische Parameter:**
BSG
CRP
Fe/Serum (Anämie)
Cu/Serum
Kupferkonzentration im Vollblut
Eisenkonzentration im Vollblut
Zinkkonzentration im Vollblut
Serumelektrophorese:
Albumin
Alpha 2-Fraktion
Gamma-Globuline

Nach den bisher vorliegenden Arbeiten besteht überwiegend die Meinung, daß die Blut-Laboruntersuchungen sämtlich nur weitere diagnostische Hinweise geben [5].

Bei den unspezifischen Parametern müssen wir konstatieren, daß Normalwerte die cP nicht ausschließen und anormale Werte nicht alleine Anlaß zu der Diagnose cP sein können [6].

Als Fallbeispiel wird die Time-Trend-Analyse einer fünfzigjährigen Patientin mit sicherer cP gemäß ARA-Kriterien vorgestellt (vgl. Anhang 1).

Auch wenn es sich um einen Einzelfall handelt, ist folgendes festzuhalten: eine cP im Sinne der ARA-Kriterien kann vorliegen, obwohl die Rheumafaktoren negativ ausfallen und BSG sowie Serumelektrophorese keine eindeutigen Hinweise auf ein entzündliches Geschehen geben.

Von allen Entzündungsparametern des Blutes spiegelt nur der Vollblut-Cu-Wert das klinische Geschehen wieder.

● Die Bestimmung der Cu-Konzentration im Vollblut ist daher in unser diagnostisches Routineprogramm mit aufgenommen worden.

Die Frage nach dem Stellenwert der Entzündungsparameter für die Diagnostik der cP kann man differenzieren nach der Herkunft der Motive und Faktoren.

1. Erkrankungsspezifische Faktoren, die der Eigenart der cP entsprechen,
2. verfahrensbezogene Faktoren, die auf der Eigenart der angewandten medizinischen Methode beruhen,
3. persönliche Faktoren und Motive, die den individuellen Absichten des Arztes entsprechen.

ad 1: *Erkrankungsspezifische Faktoren*

Hier sind in erster Linie die drohenden cP-typischen Begleit- und Späterscheinungen zu nennen, die in den pathologischen Statistiken erscheinen. Wer diese möglichst frühzeitig erkennen will, benötigt auf der Stufe der Diagnostik alle Entzündungsparameter des Blutes, insbesondere auch den Cu-Wert im Vollblut.

ad 2: *Naturheilverfahrenbezogene Faktoren*

Für den klassischen Einsatz der Homöopathie oder der Elektroakupunktur ist der Einsatz der Entzündungsparameter nicht Voraussetzung für eine Diagnose.

ad 3: *Persönliche Faktoren*

Beim Einsatz von Naturheilverfahren bei der cP können die Entzündungsparameter aus folgenden Gründen bedeutsam sein:
- Brückenschlag zur Schulmedizin
- Vergleich und Kontrolle früherer Befunde
- Forensische Aspekte

Im Ergebnis ist für die Diagnostik der cP festzuhalten:
1. Es mangelt an spezifischen, leicht erstellbaren Parametern.
2. Angesichts der massiven Organbeteiligungen bei der cP und dem zu erwartenden progredienten Charakter sind die typischen und unspezifischen Entzündungsparameter auch für den ganzheitlich behandelnden Arzt eine Entscheidungshilfe.
3. Die Kupferkonzentration im Vollblut erweist sich im Einzelfall als sensibler Parameter.

3. Problemkreis Therapie

1. Auswahl der Therapieform

Nach der herrschenden Schulmeinung soll zur Vermeidung von langfristig drohenden Gelenkdeformierungen (40%) [7] die Basistherapie mit
1. Goldsalzen
2. D-Penicillamin
3. Chloroquin
4. Zystostatika

möglichst frühzeitig beginnen [8, 9].

Zur Beherrschung des akuten Schmerz- und Entzündungsgeschehens wird der gleichzeitige Einsatz von nichtsteroidhaltigen Antirheumatika (NSAID: Acetylsalicylsäure, Indometacin, Acrylessigsäurederivate, Pyrazolonderivate) empfohlen [10].

Stehen dem konsultierten Arzt jedoch auch die Therapieformen der Naturheilkunde zur Verfügung, so lassen sich insbesondere die Frühformen der cP mit entscheidend nebenwirkungsärmeren Methoden beherrschen. In den vorgelegten Fällen kamen folgende Therapieformen zur Anwendung:
- Akupunktur (insbesondere Laserakupunktur)
- Diätetik (Heilfasten, Mayr-Kur, Vollwertkost)
- Homöopathie

- Mesenchymreaktivierung (Nosoden, Ozontherapie)
- physikalische Maßnahmen (Zilgrei: Dynamogene Atmungs- und Bewegungstherapie)
- Symbioselenkung

Fallbeispiel: (vgl. Anhang 2)

Ein zwanzigjähriger Schüler, dem wegen Kniegelenksbeschwerden bei cP ein nicht-steroidales Antirheumatikum (Voltaren) verschrieben wurde, erkrankte nach dreimaliger Einnahme an einer floriden Colitis ulcerosa (bioptisch gesichert).

Viermal täglich stark blutige Stühle führten zu sechs Wochen Schulunfähigkeit. Therapeutische Maßnahmen im Rahmen der Naturheilverfahren waren in diesem Fall ausreichend, um sowohl die Kniebeschwerden der cP als auch die Colitis ulcerosa zu beherrschen. Der Patient absolviert z. Z. die Grundausbildung bei der Polizei – ist also wieder voll belastungsfähig.

Folgt man der herrschenden Meinung in der Therapieform, so nimmt man sowohl um 10% Therapieversager in Kauf [11] als auch eine unbestritten hohe Nebenwirkungsquote.

Setzt man primär Therapieformen der Naturheilverfahren ein, so wird zwar die Nebenwirkungsquote gegen 0 gehen – jeder Therapieversager aber dem Verfahren angelastet. In diesem Spannungsfeld bieten alle Entzündungsparameter des Blutes bei der Auswahl des Verfahrens eine gleichwertige Entscheidungshilfe für den Arzt.

2. Verlaufskontrolle

Während auf der Stufe der Diagnostik und der Auswahl der Therapieform alle Entzündungsparameter des Blutes einen gleichwertigen Stellenwert einnehmen, zeichnet sich bei der Verlaufskontrolle eher eine Rangfolge ab.

Die Time-Trend-Analyse über 7 Jahre der fünfzigjährigen Patientin – seit dem 39. Lebensjahr an einer cP erkrankt, gem. ARA sichere cP – weist folgende Besonderheiten auf (Anhang 1):
- die Rheumafaktoren sind negativ
- die BSG-Werte überwiegend normal
- die Gamma-Globuline sind zeitweise erhöht
- nur die Kupferkonzentration im Vollblut korreliert mit dem klinischen Bild.

Die Time-Trend-Analyse über 12 Jahre einer 63jährigen Patientin mit cP (ARA: sichere cP) zeigt folgendes Bild (vgl. Anhang 3):
- eine regelmäßig erhöhte Kupferkonzentration im Vollblut 12 Jahre vor der ersten positiven Latex-RF-Reaktion
- ein Maximum der Kupferkonzentration zum Zeitpunkt der maximalen BSG-Beschleunigung

- eine Normalisierungstendenz der Kupferkonzentration bei nachhinkender BSG und positiv gewordenem Latex RF.

Die Time-Trend-Analyse über 4 Jahre einer 42jährigen cP-Patientin bietet einen weiteren Hinweis dafür, daß bei der Verlaufskontrolle die Kupferkonzentration im Vollblut empfindlicher reagiert als die übrigen Entzündungsparameter (vgl. Anhang 4):
- die Rheumafaktoren fallen nach und nach negativ aus
- die BSG normalisiert sich
- die Kupferkonzentration im Vollblut bleibt Indikator für das entzündliche Geschehen.

Für die Verlaufskontrolle der cP läßt sich im Ergebnis festhalten:
1. Die Kupferkonzentration im Vollblut erweist sich als typischer und sensibler Indikator für das rheumatische Geschehen.
   Sie dient als Hinweis für die rechtzeitige Wiederaufnahme von therapeutischen Maßnahmen im Rahmen der Naturheilverfahren, insbesondere bei normaler BSG und neg. CRP.
2. Es muß damit gerechnet werden, daß BSG und Serumelektrophorese (Alpha-2 und Gamma-Globulin) häufig nicht den Verlauf des klinischen Befundes wiederspiegeln.
3. CRP, Waaler-Rose-Test und Latex RF dienen nur im Zusammenhang mit den o. a. Entzündungsparametern als zusätzliche Information.

Literatur
[1] vgl. *Wagenhäuser, F. J.*: Frühformen der chronischen Polyarthritis. Therapiewoche 34 (1984) 1067–1094.
[2] Forum des praktischen und Allgemein-Arztes 23 (1984) 5, 25.
[3] vgl. *Zeidler, H.*: Chronische Polyarthritis als Systemkrankheit. Dt. Gesellschaft für Rheumatologie. Verhandlungsband 1984.
[4] *Hettenkofer*: Rheumatologie S. 65, Stuttgart 1984.
[5] *Lemmel*, in *Wolff-Weihrauch*: Internist. Therapie, S. 854, München-Wien 1982.
   Wagenhäuser: Therapiewoche 8/84, S. 1086.
[6] Colloqu. Rheumatol.: Diagnostik und Therapie, S. 19.
[7] *Dutie, J. J., Brown, P. E., Truelove, L. H.*: Course and prognosis in rheumatoid Arthritis, Ann. Rheum. Dis. 23 (1964) 193.
[8] *Wagenhäuser, F. J.*: Frühformen der chronischen Polyarthritis. Therapiewoche 34 (1984) 1067–1094.
[9] Internisten-Kongreß Wiesbaden 1983. Rundtischgespräch Selecta 35, 29. Aug. 1983.
[10] *Mathies, H.*: ZFA 57 (1981) 153–157.

Anhang 1   Time Trend   Patient: *B. E.* (50) ♀

	11/77	3/78	12/81	8/82	5/83	1/84	9/84
Alb		60,0	66,8	↓54,8	58,6		65,8
α₂ Glob		6,8	5,3	6,6	8,1		6,8
γ Glob		↑20,4	16,8	↑24,7	18,0		17,4
V/Zn N: 7,30 – 7,70	↓7,18		7,44	↓7,13	7,4		↑7,81
V/Fe N: 440 – 480	↓450		459,7	469	478,7		↑509,3
V/Cu N: 1,10 – 1,20	↑1,31		↑1,31	↑1,36	↑1,23		1,18
BSG		3/11	3/9	1/6	2/8	4/9	4/14
ASL		–	–	–	–	–	–
CRP		–	–	–	–	–	–
Waaler R.		–	–	–	–	–	–
Latex RF							

(V = Vollblut)

Diagnose   cP

Behandlung   Mesenchymreaktivierung gemäß EAV
                        Symbioselenkung
                        Homöopathie

Anamnese   bis 10. Lbj.:   rezid. Tonsillitis, TE
                     17. Lbj.:   purulente Appendizitis, Op.
               19. – 23. Lbj.:   rezid. Cholecystitis
                   34. Lbj.:   Ulcus duodeni (konservativ)

Anhang 2 Time Trend Patient: *B.* (20) ♂

	Time Trend	
Alb	↓56,9	68,3
α₂ Glob	↑ 9,8	6,5
γ Glob	16,9	14,8
V/Zn N: 7,30 – 7,70	↓7,15	7,44
V/Fe N: 440 – 480	458	(↑)482
V/Cu N: 1,10 – 1,20	↑1,50	1,15
BSG	↑20/35	↑15/24
ASL	–	–
CRP	⊕	–
Waaler R.	⊕	⊕
Latex RF	–	⊕
(V = Vollblut)	9/83	9/84
	am 28. 8. 83 Voltaren	10/83 Biopsie Colitis ulcerosa
Diagnose	1. cP Knie 2. Colitis ulcerosa 3. Lumbago	
Behandlung	Mesenchymreaktivierung gemäß EAV Diätetik Homöopathie . . . Cinnamomum D4, Nux vomica D4	
Anamnese	starke, häufige (4 x) blutige Stühle AU	wenig und selten blutige Stühle (polizeiausbildungsfähig)

Anhang 3 Time Trend Patient: *K*. (63) ♀

	1972	1973	1974	1982	1983	1/84	9/84
Alb				↓56,8	↓53,3		63,5
α₂ Glob				9,0	↑12,2		6,2
γ Glob			↑20,1	↑20,7	↑19,6		↑25,5
V/Zn N: 7,30 – 7,70	(↑)8,8			↓7,17	7,58	7,30	7,63
V/Fe N: 440 – 480	(↓)440			↓398	(↓)430	↓433	477
V/Cu N: 1,10 – 1,20	↑1,36			↑1,44	↑1,85	↑1,57	↑1,31
BSG	10/20	10/24	14/21	16/40	55/103	51/84	40/70
ASL	–	–	–	–	–	–	–
CRP	–	–	–	–	–	–	–
Waaler R.	–	–	–	–	–	–	–
Latex RF	–	–	–	–	–	⊕	⊕

(V = Vollblut)

Diagnose
1. cP
2. Koxarthrose
3. Osteochondrose

Behandlung Mesenchymreaktivierung gemäß EAV
Symbioselenkung
Homöopathie ... Sulfur D6 – D12
Lycopod C4
Ney-Arthros – im.
Ney-Chondrin – im.
Mineralien: Kupfergluc.

Anamnese Masern, Keuchhusten, Scharlach,
häufig Nesselfieber, Furunkel,
Fingerumläufe,
Uterus TE (U-Myom)
Rö: Koxarthrose, euthyreot. Struma,
Osteochondrose, Kniearthrose

Anhang 4

Time Trend — **Patient:** *Sch.* (42) ♀

	4/80	11/80	4/81	6/82	11/83	8/84
Alb	↓50,1	59,5		59,8	62,2	62,8
α_2 Glob	6,2	7,8		↑11,0	8,6	9,3
γ Glob	↑29,0	17,5		14,7	16,0	15,1
V/Zn N: 7,30 – 7,70		↓6,12	↓6,57	↓6,83	↓7,01	↓6,89
V/Fe N: 440 – 480		↓379	↓404	↓408	↓403	↓395
V/Cu N: 1,10 – 1,20		↑1,31	1,14	↑1,31	↑1,24	↑1,28
BSG	50/94	15/35	8/20	10/25	8/18	12/30
ASL	–	–	–	–	–	–
CRP	⊕	–	–	–	–	–
Waaler R.	⊕	⊕	–	–	–	–
Latex RF	⊕	⊕	–	–	–	–

Diagnose   cP

Behandlung   Mesenchymreaktivierung gemäß EAV
Symbioselenkung
Homöopathie . . . Sulfur D100

Anamnese
KK: Keuchhusten, Masern
1967: Eierstockop. li. wegen Blutungen
1975: Hepatitis B
1976: Eierstockentzündung re.: Op.
cP Beginn an Händen und Füßen
1979: Mammafibrose Op. Bds.
Rheumatherapie nicht vertragen
Ambene

Vitamine, Mineralien und essentielle Fettsäuren als ergänzende Biotherapie bei rheumatischen Erkrankungen – erste Erfahrungen

M. Tolonen

Einführung

Die Behandlung der rheumatischen Erkrankungen mit den etablierten Methoden erbringt nicht immer befriedigende Ergebnisse. Oftmals ist sogar das Gegenteil der Fall. Deshalb besteht in der Öffentlichkeit ein großes Interesse für Naturheilverfahren mit Diät, Vitaminen, Mineralien und essentiellen Fettsäuren (EFA), welche in wachsendem Maße als Ergänzung zur konservativen medizinischen Behandlung – manchmal statt dessen – benützt werden. Auch neuere Entdeckungen der medizinischen Wissenschaft, z. B. über Prostaglandine, unterstützen klinische Versuche, die von Vitaminen, Mineralien und essentiellen Fettsäuren Gebrauch machen.

Die wissenschaftliche Begründung für einen Zusatz von Vitaminen, Mineralien und wichtigen Fettsäuren beruht auf der Tatsache, daß bei Patienten, die an rheumatischen Störungen leiden, ein mehr oder weniger beachtliches Ungleichgewicht ihres Stoffwechsels vorliegt. Eine sekundäre Anämie kann durch einen Mangel an Folsäure ausgelöst werden, die Plasma-Spiegel von Vitamin A und E könnten erniedrigt sein und oft liegen bei diesen Patienten niedrige Selen-Werte sowie ein Ungleichgewicht des Kupfer-Zink-Verhältnisses vor. Auch der Prostaglandin-Stoffwechsel zeigt bestimmte charakteristische Merkmale, z. B. niedrige Gewebe-Spiegel von PGE1 und hohe Konzentrationen von PGE2.

Die Biotherapie kann vier kürzlich entdeckte diätetische und pharmakologische Effekte verschiedener Vitamine, Mineralien und essentieller Fettsäuren ausnützen: vor allem deren Funktionen als Antioxidantien, ihren korrigierenden Einfluß auf den Prostaglandin-Stoffwechsel und das Immunsystem und ihre synergistischen Wechselwirkungen.

Antioxidative Funktion

Verschiedene Vitamine und Mineralien wirken im Körper als **Antioxidantien** und inhibieren und zerstören die toxischen freien Sauerstoff-Radikale und Lipid-Peroxidations-Metaboliten, die sicher eine zentrale Rolle in der Pathogenese der Erkrankung spielen. Bekannt als Antioxidantien in den Geweben sind Selen, Zink, Kupfer und Mangan sowie die Vitamine A, B1, B2, B3, B5, B6, C und E. Selen fungiert als ein zentraler Bestandteil des Enzyms Glutathion-Peroxidase, Zink und Kupfer in der Cu-Zn-SOD, und Mangan in der Mn-SOD (SOD = Superoxid Dismutase). Der Leser, der an weiteren Einzelheiten über die antioxidative Therapie interessiert ist, sei hingewiesen auf die Publikation von *Westermarck* und *Wikström* [1].

Der Prostaglandin-Stoffwechsel

Auch der Prostaglandin-Stoffwechsel scheint bei rheumatischen Erkrankungen mitbetroffen zu sein: der Körper produziert im Übermaß schädliche Prostaglandine (PGE2, PGF2 alpha, PGI1, Thromboxane A2) und Leukotriene. Diese Störung kann verstärkt werden durch einen Mangel an Zink, Selen, Magnesium und den Vitaminen C, B3 und B6. Es erscheint als möglich, den entgleisten (Arachidonsäure) Stoffwechsel zu verlangsamen und die Produktion von „normalen" Prostaglandinen des Typs PGE1 zu stimulieren.

Die anti-entzündlichen nicht-steroidalen Pharmaka wie Aspirin und Indometacin sind bekannt dafür, daß sie die Umwandlung von Arachidonsäure in Prostaglandine hemmen. Steroide wiederum inhibieren die Produktion von Arachidonsäure. Somit bekämpfen diese Pharmaka Entzündungen. Aber leider blockieren beide Typen dieser Pharmaka auch den Stoffwechsel von dihomo-Gamma-Linolen-Säure (DGLA) und verhindern somit dessen Umwandlung in PGE1 (Abb. 1). Wenn diese anti-entzündlichen Pharmaka die Bildung von Prostaglandinen der 2-Serie inhibieren, beeinträchtigen sie gleichzeitig die Synthese von PGE1, dessen normale Bildung bei rheumatoider Arthritis ohnehin reduziert sein kann. Deshalb dürfte eine GLA-Zusatztherapie möglicherweise bei Patienten, die hohe Dosen dieser Pharmaka einnehmen, klinisch nicht wirksam sein.

Es ist daher ratsam, die GLA-Zusatztherapie gleichzeitig mit der üblichen Therapie zu beginnen (um die GLA- und DGLA-Speicher des Patienten aufzufüllen) und danach allmählich die Zufuhr der obengenannten Therapeutika zu reduzieren, sofern es der Zustand des Patienten erlaubt.

Heute können wir das Ungleichgewicht von Prostaglandinen bei rheumatoider Arthritis und anderen rheumatischen Erkrankungen noch nicht

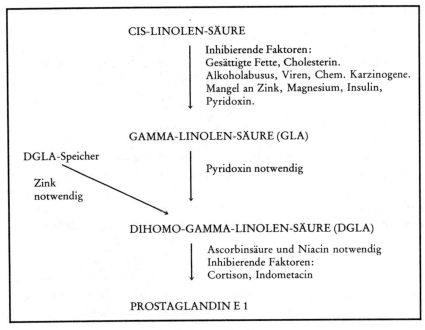

Abb.1: Biosynthese von Prostaglandin E 1 aus Linolensäure

voll erklären. Ein möglicher Grund könnte die reduzierte Aktivität der Delta-6-Saturase sein. Oder es besteht möglicherweise auch ein Mangel anderer Komponenten, die wichtig sind für den Prostaglandin-Stoffwechsel, wie Selen, Zink, Magnesium und Vitamin C, B3 und B6.

Die Nahrungs-Ergänzung mit essentiellen Fettsäuren, welche den Prostaglandin-Stoffwechsel günstig beeinflussen, schließt Marin-Öle (EPA und DHA) und Gamma-Linolen-Säure (GLA) ein. Weitere Literaturhinweise können dem Buch „Clinical uses of essential fatty acids", herausgegeben von Professor *David F. Horrobin* [2], entnommen werden.

Immunfunktionen

Vitamine, bestimmte Mineralien und essentielle Fettsäuren sind bekannt für ihre Wirkung auf das Immunsystem, speziell auf die zellvermittelnden Immunfunktionen [3]. Mineralien und Vitamine, die die Immunfunktionen beeinflussen, sind Zink, Eisen, Kupfer, Magnesium und Selen sowie die Vitamine A, B1, B2, B3, B5, B6, B12, Biotin, Folsäure, C, D und E [3].

Ferner ist bekannt, daß PGE1 die Produktion von T-Lymphozyten kontrolliert, die eine wichtige Rolle bei der Infektabwehr spielen können und wichtig sind für T-Suppressor-Zellen [3].

Synergistische Funktion

Der vierte pharmakologische Aspekt, der beachtenswert ist, ist der, daß Vitamine, Mineralien und wichtige Fettsäuren einen *synergistischen Effekt* ausüben, wenn sie gleichzeitig eingenommen werden [4]. Dies rührt her von ihrer Wechselwirkung im menschlichen Organismus. Die *Dosierung,* die benötigt wird, um eine pharmakologische und therapeutische Wirkung zu erzielen, dürfte um ein Mehrfaches die empfohlene tägliche Einnahme (RDA = recommended dietary allowances) übersteigen, die von der FDA und vielen nationalen Komitees gegeben wird. Es sollte im Gedächtnis behalten werden, daß die RDAs Richtlinien sind für eine gesunde Bevölkerung und nicht für chronisch kranke Personen [5].

Erfahrungen mit der Biotherapie

Das Hauptziel jeder Behandlung rheumatischer Erkrankungen ist es, Schmerzen, Steifheit und andere Symptome des Patienten zu lindern.

Genau wie die konservative Behandlung muß auch die zusätzliche (oder manchmal alternative) Biotherapie den individuellen Bedürfnissen des Patienten angepaßt werden [4]. Um dem Leser einen Hinweis auf einen typischen täglichen Therapieplan zu geben, ist das nachfolgend aufgeführte Schema für meine Rheuma-Patienten hilfreich: 30 000 I. E. Vitamin A für einen Monat, danach 10 000–15 000 I.E., 400 mg natürliches Vitamin E, 300–600 mg Vitamin B6, 1500–2000 mg Vitamin C, 1–1,5 g Magnesium-Oxid, 20–50 mg Zink als Gluconat oder Chelat und 2–3 mg Kupfer als Gluconat oder Chelat, 200–300 µg Selen in Form von Selen-Hefe oder 4–8 mg Natrium-Selenat (entsprechend 860–1720 µg Se) und 6–8 Kapseln Evening-Primrose-Öl. Von diesem Therapieplan kann im allgemeinen eine Linderung der Schmerzen, Schwellung und Gelenksteife nach 3–6 Monaten erwartet werden. Die Nachkontrollen schließen selbstverständlich eine Überwachung der Mineralien und Spurenelemente ein.

Ich möchte gern abschließend betonen, daß der Gebrauch von Anti-Oxidantien, Mineralien und EFAs bei rheumatischen Erkrankungen vielversprechende Resultate in Tierversuchen ergeben hat, daß aber die Erfahrungen beim Menschen noch spärlich sind. Meine persönliche, obwohl noch begrenzte, Erfahrung scheint darauf hinzuweisen, daß eine biologische Zusatztherapie im Sinne dieser nebenwirkungsarmen Behandlung, basierend auf der Mineralienanalyse des Vollblutes, die Symptomatik sehr oft lindert und teilweise sogar behebt. Meine Erfahrungen in der Biotherapie der rheumatischen Störungen beinhalten die rheumatoide Arthritis, LED, Sklerodermie und Arthrose.

Heute werden plazebokontrollierte Studien hinsichtlich des Effektes von EFAs bei rheumatischen Erkrankungen durchgeführt und diese klinischen Studien werden in nächster Zukunft neues Licht auf die Biotherapie werfen.

Literatur
[1] *Westermarck, T., Wikström, M.* (Hrsg.): Free radicals in medicine. Medical biology, Vol, 62, Nr. 2, 1984.
[2] *Horrobin, D. F.:* Clinical uses of essential fatty acids. Eden Press. Montreal-London 1982.
[3] *Stites, D. P., Stobo, J. D., Fudenberg, H. H.* und *Wells, J. V.* (Hrsg.): Basic and clinical immunology. 4. Aufl. Lange Medical Publications. Los Altos. California 1982.
[4] *Tolonen, M.:* Vitaminer och mineraler för ett friskare liv. ICA-bokförlag. Västerås 1985.
[5] National Academy of Sciences, Washington D. C.: Recommended Dietary Allowances. 9. Auflage 1980.

Diskussion Baden-Baden 1984

Dr. Dr. *Schmidt*, Tagungsleiter:
Ich bitte um Fragestellungen.
Frage aus dem Auditorium an Prof. *Schrauzer:*
Können Sie nähere Angaben über die Therapie mit Lymphozyten machen?
Prof. Dr. *Schrauzer:*
Die Lymphozyten werden von gesunden Personen mit der gleichen Blutgruppe isoliert durch ein Zentrifugationsverfahren und 5 Mill. werden eingespritzt im Abstand von einigen Wochen.
Dr. Dr. *Schmidt:*
Weitere Fragen. Bitte schön.
Frage aus dem Auditorium:
In der Allgemeinpraxis ist es nicht möglich, wegen der Kosten solche Untersuchungen immer durchführen zu lassen. Ich sage erst mal eine Erfahrung: ich habe eine bestimmte Patientengruppe, die sonst laufend an winterlichen Grippeinfekten gelitten hat, auf lange Sicht, monatelang – einige Fälle jahrelang – mit einer Tablette Zincum D 2 abends behandelt und einen sehr viel besseren Effekt gehabt, als wenn ich sie mit der Grippeschutzimpfung behandelt gehabt hätte. Ich möchte dies als Erfahrungstatsache sagen, aber ich möchte auch gerne etwas erfahren, hinsichtlich des nicht ganz unbedenklichen Zinks. Herr Prof. *Schrauzer* hat ja darauf hingewiesen oder Herr Dr. *Boysen* hat darauf hingewiesen, wenn man über 45 mg/Tag geht, ist die Sache gefährlich und ist auch schon bedenklich, da das Zink nachteilig auf das Kupfer einwirkt. Also möchten wir doch gerne wissen, welche Zinkpräparate in Deutschland erhältlich sind und in welcher Dosierung sie in der Praxis angewandt werden.
Dr. Dr. *Schmidt:*
Ich glaube, daß dazu am kompetentesten Herr Dr. *Heinitz* antworten kann, der sich mit der Zink-Therapie intensiv beschäftigt hat.
Dr. *Heinitz:*
Nun gut, ich kann das wiederholen, was ich vor 1–2 Jahren gesagt habe: es gibt mehrere Zinkpräparate, je nachdem, wie subtil Sie vorgehen wollen und was Herr Prof. *Schrauzer* sagte, man muß eine Indikation haben. Zink einfach so über den Daumen, das wäre nicht ärztlich. Wir kennen Zinkaspartat, Indikation z. B. bei den Dialyse-Patienten, wenn sie Geschmacksstörungen haben, eine echte Indikation, eine Fülle anderer Indi-

kationen, die sich da einreihen lassen. Wahrscheinlich genauso wirksam das Zinkorotat. Beim Zinkaspartat enthält 1 Dragee ca. 10 mg Zink, das ist die Tagesdosis, die wir an Zink benötigen. Beim Zinkorotat sind es 40 mg Wirksubstanz, wo auch ungefähr 10 mg Zink vorhanden sind. Das wären also so Tagesdosen. Dann haben Sie aber auch die Möglichkeit, auf eine subtilere Therapie auszuweichen, die Sie ja eben schon genannt haben. Ich finde das sehr hilfreich, diesen Hinweis mit dem D 2. Ich wende z. B. Mangan als Mikroplex seit 15 Jahren an. Zink, Kupfer, Mangan haben Sie in der Mikroplexform seit vielen Jahren in Deutschland erhältlich. Und da sind die Mengen wesentlich geringer. Ich würde sagen, wenn man mit solchen Präparaten arbeiten möchte, auch bei der cP, gibt es da ganz hervorragende Verlaufsbeobachtungen aus Frankreich.

Prof. *Schrauzer:*
Ich wollte nur zum Zink etwas sagen: Man muß es länger geben, denn es muß erst ein Bindungsprotein induziert werden und das dauert etwa 4–5 Wochen. Im übrigen sind auch Nüsse gute Quellen für Zink und man kann also durch Walnüsse oder Paranüsse Zink auf ganz gefahrlose Weise geben.

Dr. Dr. *Schmidt:*
Eine weitere Antwort von Herrn Dr. *Schmitz-Harbauer.*

Dr. *Schmitz-Harbauer:*
Aus der Sicht der Homöopathie haben Sie natürlich einen ersten Schritt getan, wenn Sie nicht die Gelgenheit hatten, solche Vollblutanalysen zu haben, wie wir es hatten. Dann sind Sie natürlich im Bereich der D-Potenzen auf einem relativ sicheren Weg, ohne zu schaden. Wir haben gesehen, das konnte allerdings noch nicht veröffentlicht werden, weil die Kausalität noch nicht sicher festzustellen war an dem kleinen Patientengut, wenn wir in homöopathischen Potenzen eine solche Mangellage behandeln, kommen wir auch zum Ziel. Aber es müssen noch weitere Erfahrungen gemacht werden, welche Potenzen wie wirken. Ich könnte Ihnen Kurven zeigen, wo wir mit der C 30 den Kupferwert hoch und runtergespielt haben. Nur, es ist natürlich bei einem so komplexen Krankheitsbild, wie wir es hier vorgestellt haben, schwierig, den Effekt dann auf einen Parameter, auf ein Mittel zurückzuführen. Die Erfahrungen, wie man isopathisch einwirken kann, auch mit Potenzen, egal im D- oder C-Bereich, die liegen reichlich vor, sowohl von Arsen wie auch von anderen Gruppen.

Dr. Dr. *Schmidt*:

Vielen Dank für diesen wichtigen Hinweis zur Homöopathie. Herr Dr. *Heinitz* wollte noch etwas anschließen.

Dr. *Heinitz*:

Nachdem Herr Prof. *Schrauzer* gesagt hat, daß die Zinkwirkung einige Tage und Wochen brauche, um relevant zu werden, möchte ich doch entgegnen, daß wir andere Erfahrungen haben, da ich mich seit 20 Jahren mit Zink beschäftige, und zwar am Modell der Erythrozytenenzyme, der G-6-PDH, kann ich Ihnen nachweisen, daß innerhalb von 12 Stunden eine reduzierte Aktivität induzierbar ist. Das haben wir auch in anderen Erythrozytenmodellen nachgewiesen, außerdem bin ich der erste, der nachgewiesen hat, daß das Zink die Glucoseutilisation verbessert. Das kann ich Ihnen innerhalb von 12 Stunden nachweisen. Es ist reproduzierbar nachweisbar, d. h., daß Zink sofort bioverfügbar ist innerhalb weniger Stunden und auch wirksam. Das läßt sich biochemisch exakt nachweisen.

Prof. Dr. *Schrauzer:*

Wie haben Sie den Versuch gemacht?

Dr. *Heinitz:*

Wir haben die Aktivität zinkabhängiger Erythrozytenenzyme gemessen.

Prof. Dr. *Schrauzer:*

Am Tier?

Dr. *Heinitz:*

Nein, am Menschen. Wir haben Blut abgenommen und haben die G-6-PDH gemessen. Im Falle reduzierter Aktivität haben wir Zink zugeführt und am anderen Tag gesehen, daß die Aktivität in den Normbereich anstieg.

Prof. Dr. *Schrauzer:*

Ich nehme dabei an, daß Sie wahrscheinlich Zinkorotat oder etwas ähnliches eingesetzt haben.

Dr. *Heinitz:*

Zinkaspartat, diese 10 mg, die ich Ihnen gesagt habe.

Dr. Dr. *Schmidt:*

Hier gibt es sicher verschiedene Wirkungsmechanismen, nämlich daß einmal eine unmittelbare Wirkung des Zinkions selbst vorliegt, zum anderen aber auch Induktionen über das Metallothionein laufen können. Man wird diese beiden Mechanismen unterscheiden müssen. Ich glaube nicht, daß man die gesamte Wirkung des Zinks nur mit einer Sofortwirkung erklären kann, sondern daß sicher auch im Laufe einer längeren Einnahme eine Konditionierung des Organismus eintritt.

Dr. *Heinitz:*

Ich meine, wichtig ist doch, daß man 12 Stunden nach der Zinkeinnahme etwas messen kann.

Prof. Dr. *Schrauzer:*

Herr Heinitz, ich glaube, die Lösung des Problems ist: Zinkaspartat galt, als ich meine Untersuchungen machte, in Amerika noch als illegal und durfte nicht verwendet werden. Ich glaube, es darf heute noch nicht verwendet werden. So mußten wir Zinksulfat geben.

Dr. *Heinitz:*

Das Zinksulfat, darüber sind wir unglücklich – daß man in Amerika mit Zinksulfat arbeiten muß. Übrigens möchte ich sagen, daß ich diese Aktivierung, die Enzymaktivierung auch mit geringeren Dosen dieser Mikroplexe mit Zink nachgewiesen habe. Auch innerhalb der 12 Stunden. Und da gibt es ganz hervorragende Modelle in der Psychiatrie.

Dr. Dr. *Schmidt:*

Ich kann auf neue Daten von *Kirchgessner* hier verweisen, der Zusammenhänge zwischen Zink und alkalischer Phosphatase nachgewiesen hat, die auch von der Kinetik her innerhalb 12 Stunden ablaufen. Er hat sogar beschrieben, daß die Bestimmung der alkalischen Phosphatase unter Induktion dieser Aktivität durch Zink diagnostisch verwertet werden könnte. Also ich stimme Ihnen voll zu. Ich stimme allerdings auch dem Mechanismus über das Metallothionein zu, zumindest dann, wenn man Sulfat einsetzt. Weitere Fragen? Bitte schön.

Frage aus dem Auditorium:

Interessant waren die Ausführungen von Prof. *Schrauzer,* und zwar, weil er auf andere Kulturkreise überging. Was wir bisher nicht behandelt haben: wie sieht es mit der pcP z. B. in Australien aus und in anderen Ländern und vor allem in Ländern, wo keine europäischen Ernährungs-Sitten herrschen. Das ist eine wichtige Frage. Bei uns ist es ja doch so, daß unsere Böden verarmt sind an Spurenelementen, ja, zum Teil, weil sie herausgenommen werden durch die jährlichen Ernten. Zum anderen aber, weil die Spurenelemente blockiert sind durch Schwermetalle und Pestizide. Es wäre nun die Frage, wie sieht es aus – wir haben doch immerhin jetzt, glaube ich, 15 000 ha biologisch-organische Anbauflächen – wie sieht es aus mit dem Zink, wie sieht es aus usw. bei Leuten, die so ernährt sind.

Also diesen Fragen sollte man doch einmal nachgehen und die Quintessenz wäre eigentlich doch, wenn man solche Patienten hat, mit einer pcP, dann sollte man sehen, daß die aus einem biologischen Betrieb ihre Nahrung bekommen, indem ja auch anzunehmen ist, daß da auch genug derartige Spurenelemente darin sind. Denn es werden ja in diesen Betrieben Gesteinsmehle, die reichlich Spurenelemente haben, zu der regelmäßigen Düngung benutzt. Die Gesteinsmehle enthalten ja Spurenelemente.

Dr. Dr. *Schmidt*:

Vielen Dank für diese sehr wichtige Frage zu den anderen Kulturkreisen. Zu dem Auftreten der cP dort kann sicher Herr Dr. *Dettmer* etwas sagen.

Dr. *Dettmer:*

Ja, in der europäischen Rheumatologie geht man davon aus, daß die Weltstatistiken im Bezug auf die Verteilung von chronischen Polyarthritikern in den einzelnen Bevölkerungen überall auf unserem Globus gleich sind. Nämlich genau, ob es bei den Eskimos oder bei den Südafrikanern oder bei den Indern oder bei uns gemessen wurde, beträgt dieser Prozentsatz 1,2% der gesamten Bevölkerung. Das heißt also – jedenfalls haben wir diese Schlüsse bisher daraus gezogen, daß weder zivilisatorische noch klimatische, noch Ernährungsfaktoren für die Entstehung dieser Krankheit von Bedeutung sein können. Wir müssen aber sauber trennen – die Entstehung der Krankheit, d. h. dieses multifaktorielle ätiologische Geschehen müssen wir sauber trennen von der Pathogenese, d. h. also von der Entwicklung der Krankheit, wenn sie einmal entstanden ist. Bei der Krankheitsentwicklung können sehr wohl klimatische Faktoren eine Rolle spielen, denken Sie an Frontenwechsel und entsprechende Beschwerden bei Rheumatikern, die sich eben in Ägypten wohler fühlen als bei uns. Es können evtl. – aber darüber sind die Akten nicht geschlossen, die europäischen Rheumatologen sind der Meinung, daß Diät keine Rolle spielt, das wissen Sie ja – es könnten dennoch die diätetischen Faktoren eine Rolle spielen, aber hierüber gibt es eben keine sauberen, vernünftigen Untersuchungen. Ich sagte ja vorher in meinem Vortrag: diese Untersuchungen erfordern an Hunderten von Patienten über Jahre hinweg eine klare Dokumentation, die ich hier im übrigen auch ab und an bei den Kollegen vermißt habe. Darin liegt die Schwierigkeit. Wir sind z. B. dabei, eine Studie auszuarbeiten zusammen mit Herrn *Lützner* in Überlingen, über die Frage einer Nulldiät, also eine Fastendiät und dann einer entsprechenden Aufbaudiät in ihrer Beeinflussungsmöglichkeit auf die chronische Polyarthritis, aber hier steckt der Teufel im Detail. Stellen Sie sich vor, Sie müssen über zwei oder vier Jahre hinweg genauestens registrieren, nicht nur den Gelenkbefund des Patienten, sondern auch die Frage, ob er einmal ein Schnitzel verdrückt hat oder nicht. Und darin liegt schon eine gewaltige Schwierigkeit. Noch eine Bemerkung zum pH-Wert. Man liest ja immer, auch in diesem heiligen Gebäude hier, daß also eine Übersäuerung im Gelenkbereich stattfände und daß damit alle möglichen Abbauprozesse in Gang gesetzt würden. Ich darf dazu aus gelenkbiologischer Sicht nur eines sagen: es gibt ja Messungen über alle möglichen Parameter, natürlich auch über den pH-Wert z. B. im Gelenkinneren. Der liegt beim normalen Gelenk in der normalen Synovia bei 7,2 und er liegt bei der Polyarthritis bei 7,1 und bei der Arthrose manchmal bei 7,3. Das heißt also, effektiv können Sie eine Übersäuerung überhaupt nicht messen, denn alle diese Werte sind ja – soweit ich das aus der Schule weiß – im alkalischen Bereich.

Dr. Dr. *Schmidt:*

Vielleicht sollte ich da noch darauf hinweisen, daß natürlich diese destruierenden Enzyme sowohl im neutralen als auch im sauren Bereich aktiv sein können. Es gibt neutrale Proteasen und es gibt saure Proteasen. Also wie man den pH auch verschiebt, den Destruktionsprozeß unmittelbar zu beeinflussen, wird schwierig sein.

Frage aus dem Auditorium:

Ich glaube, was die Ernährung betrifft, so ist das sicherlich nur ein Teilfaktor bei der Polyarthritis, in die sehr viele Ursachen eingehen. Wenn Sie es einmal geschafft haben, im Rahmen irgend einer Behandlungsmethode – ich denke hier primär an eine biologische Behandlungsmethode – auf Antirheumatika zu verzichten, dann kann es beim Abgehen von einer sogenannten Vollwertkost zu einer Aktivierung der Polyarthritis kommen. Das sind Erfahrungen, die ich an 20–30 Patienten beobachten konnte. Also d. h., die Ernährung reicht in der Therapie einer pcP mit Sicherheit allein nicht aus, aber geht ein gebesserter Patient von einer sinnvollen Ernährung ab, kann er wieder Symptome bekommen.

Dr. *Dettmer:*

Dazu nur eines: man müßte endlich hergehen und müßte eben eine vernünftige Dokumentation über diese Fragen zustande bringen und dann könnte man das klar beantworten. Mit ja oder mit nein.

Dr. Dr. *Schmidt:*

Es handelt sich hier meistens um kasuistische Beiträge und die geben

eben nicht das, was ich auch in meinem einleitenden Vortrag gefordert habe, nämlich einen Methodenkodex, der allgemein anerkannt wäre und nach dem wir eigentlich alle streben. Herr Prof. *Schrauzer.*

Prof. *Schrauzer:*

Ich möchte vielleicht eine Frage an das Auditorium richten. Es ist doch sicher auch ein psychosomatisches Element da und ich glaube, alle Arthritispatienten müßten unbedingt psychotherapeutisch behandelt werden, denn das sind meistens sehr arme Menschen, die so deprimiert werden, weil man ihnen immer sagt, alles ist unheilbar, so daß sie eigentlich kaum diese langfristigen Diätänderungen wirklich durchhalten. Da spricht die Familie mit hinein und dann nach zwei Wochen hören sie auf und kommen in die Praxis und sagen: ja, Herr Doktor, es ist ja immer noch da. Die müssen, glaube ich, ganz anders angefaßt werden, viel optimistischer.

Dr. Dr. *Schmidt:*

Wir hören jetzt einen vorbereiteten Diskussionsbeitrag von Herrn Dr. *Stahl.*

Dr. *Stahl:*

Neuere Forschungen zur ursächlichen Therapie der cP setzen an beim entzündlichen Prozeß und bei der Störung des Spurenelementhaushaltes. Untersuchungen von mehreren Wissenschaftlern ergaben Änderungen des Mineralstoff- und Spurenelement-Gehaltes in verschiedenen Organen. Besonders auffällig ist die Abnahme von Kupfer, Zink und Eisen im Knochengewebe. Hier sind die Arbeiten von *Milachowski* und anderen zu nennen. Diese Ergebnisse passen sehr gut zu früheren Beobachtungen, daß bei akuten und chronischen entzündlichen Prozessen die Kupfer- und Zinkspeicher im Organismus entleert werden.

Dabei wurde festgestellt, daß der Serum-Kupfer-Spiegel (Coeruloplasmin) ansteigt. Zu erwähnen ist hier der Vortrag von *Bayer* anläßlich der Med. Woche Baden-Baden 1981. Bei Rückgang des akut entzündlichen Prozesses unter Kupfer-Substitution wird dann oft überraschenderweise festgestellt, daß der Serum-Kupfer-Spiegel absinkt. Dieses paradoxe Phänomen kommt dadurch zustande, daß die entleerten Kupferspeicher in der Leber (Hepatocuprein und Metallothionein) wieder aufgefüllt werden. Keinesfalls ist ein erhöhter Serum-Kupfer-Spiegel während eines akut entzündlichen Prozesses Zeichen eines Kupferüberschusses. Es wäre ein Kunstfehler, zu versuchen, das Kupfer über Chelat-Bildung auszuschwemmen. Das Spurenelement Kupfer ist in vielen körpereigenen Enzymen enthalten. Ich möchte hier nur die Superoxid-Dismutase und die

Cytochrom-Oxidase nennen, weil ein besonders enger Zusammenhang zu den rheumatischen Erkrankungen und entzündlichen Prozessen besteht. Die Bedeutung des Spurenelementes Zink ist in diesem Kreise hinreichend bekannt. Besonders erwähnen möchte ich nur die Schlüsselfunktionen für das Immunsystem: Transformation der B-Lymphozyten, Bildung von Immunglobulinen, Thymusfunktion, Aktivierung der T-Lymphozyten, Bildung von monoklonalen Antikörpern. Die Therapie mit anorganischen Kupfer- und Zinksalzen ist wegen der bekannten Nebenwirkungen in den letzten Jahren deutlich in den Hintergrund getreten. Es haben sich die besser verträglichen organischen Salze durchgesetzt. Besonderes Interesse verdienen die Spurenelementorotate Kupferorotat und Zinkorotat. Es handelt sich um organische Komplexverbindungen der Orotsäure, der Molkensäure. Aufgrund der leichteren Durchdringung der Darmmukosa wird eine sehr gute Resorption und Bioverfügbarkeit erreicht. Das Komplexmolekül wird undissoziert transmembranär transportiert. Dadurch werden die unerwünschten lokalen Nebenwirkungen im Gastrointestinaltrakt vermieden. Kupferorotat und Zinkorotat sind deshalb besonders geeignet zur Behandlung einer großen Anzahl von Krankheiten, die mit einem Kupfermangel oder Zinkmangel einhergehen. Erfahrungsberichte von Ärzten belegen die positiven Wirkungen von Kupferorotat und Zinkorotat bei der Therapie der cP. Bewährt hat sich die Gabe in niedriger Dosierung über einen mehrmonatigen Zeitraum. Es zeichnet sich ab, daß diese Medikamente sich vermehrt im Rahmen einer untoxischen Therapie der rheumatischen Erkrankungen durchsetzen. Breiter angelegte klinische Studien sollen noch durchgeführt werden.
Dr. Dr. *Schmidt:*

Vielen Dank. Ich glaube, daß sich hier einige provokante Äußerungen in dem Referat befunden haben, auf die sicher Herr Dr. *Dettmer* etwas sagen möchte:

Dr. *Dettmer:*

Ja, ich möchte garnicht so viel sagen. Wir haben ja das meiste schon gehört. Nur eines: es war hier von der Virusgenese der chronischen Polyarthritis die Rede. Dazu muß man folgendes sagen: Sie meinen wahrscheinlich die Arbeit von *Neumark* und *Farkâs* aus Budapest. Diese Befunde sind nie von anderer Seite bestätigt worden. Wir haben seinerzeit versucht, das nachzuvollziehen. Ich habe damals auch ein elektronenoptisches Labor geleitet. Wir haben manchmal in sehr seltenen Fällen diese Kerneinschlußkörperchen, die die beiden Herren beschrieben haben, auch gefunden, aber auch bei Arthrosen gefunden und ich bin dann zu der Erkenntnis gekommen, daß es sich um Fixierungsartefakte handeln mußte. Jedenfalls haben wir bisher keinen klaren morphologischen Beweis für irgendwelche Viruspartikel in der Synovialis von chron. Polyarthritikern, obwohl und das muß man auch sagen, die Virusgenese der chronischen Polyarthritis immer noch in der Diskussion ist. Aber bisher fehlen sämtliche morphologischen Beweise dafür. Das wollte ich nur sagen.

Dr. *Schmitz-Harbauer:*

Können wir nicht das Dia noch einmal haben, hier ist es, das schöne Cartoon. Vielleicht können wir es daran noch einmal erläutern. Es geht hier um folgendes: Sie hatten dargestellt diesen Ritter den Eingang, der wurde kaum beachtet und der Ausgang wurde dargestellt, das ist praktisch das Skelett, die Leiche, das wird von den Forschungen auch zu wenig beachtet. Ich möchte nun nicht in vollem meinem Vorredner zustimmen, aber ich möchte doch bitte die Wissenschaft und die Forschung darauf aufmerksam machen, daß ihre bisherigen Anstrengungen viel zu wenig bei dieser Eingangspforte und erst recht nicht dort bleiben, wo diese Leiche erscheint, in diesem etwas provokativen Cartoon. Was passiert mit der Leiche? Wir behaupten hier und wir messen es mit der Mesenchymreaktivierung im EAV-Test, wie sehr belastet die Patienten sind. Sie konnten an Fallbeispielen sehen, daß die meisten eine ganze Reihe von schweren wiederholten Infektionskrankheiten durchgemacht haben. Das sind keine statistischen Beweise. Aber z. B. sind bei diesen Nosodentests immer wieder bestimmte Gruppen auffällig und ich würde gerne einmal für bestimmte Vergleichsgruppen aus Ihrer Klinik, aus unserer Praxis und ich hoffe, es finden sich andere, die sich daran beteiligen, gegenüberstellen, damit wir dem etwas näherkommen, egal, mit welchem Prinzip wir arbeiten.

Dr. Dr. *Schmidt:*

Vielen Dank für diesen wichtigen Beitrag, dem ich nur zustimmen kann. Leider fehlt für eine solche Kooperation die Infrastruktur. Bitte schön.

Frage aus dem Auditorium:

Herr Prof. *Schrauzer* sprach ganz richtig nach unserer Auffassung von den Entgleisungen aller Regelsysteme und damit als Ausdruck des Krankheitsgeschehens das Rheuma. Also auch die Klassifizierung, wie sie heute von der American Rheumatism Association getroffen wird, ist auch nur eine deskriptive Einteilung des Rheumageschehens. Aber an Herrn Dr.

Schmidt wollte ich die Frage richten, ob er sich schon damit beschäftigt hat, daß chronische Krankheiten, wie sie uns in der Fokaltoxikose erscheinen, eine Rolle in der Ätiologie der cP spielen?

Dr. Dr. *Schmidt:*

Ja, wenn ich diese Frage noch einmal kurz formulieren darf, dann geht es doch wohl darum, ob bei rheumatischen Polyarthritikern oder Rheumapatienten im weiteren Sinne in der Vorgeschichte Fokaltoxikosen vermehrt vorhanden sind und eine Rolle spielen für den pathogenetischen Prozeß. Ich selbst bin kein Kliniker. Ich würde deswegen die Frage an die Kliniker weitergeben wollen. Gibt es Anhaltspunkte dafür, daß sich eine rheumatische Polyarthritis auf dem Boden eines fokalen Geschehens entwickelt?

Dr. *Heinitz:*

Wenn Sie sich mit der Frage der Ätiopathogenese der chronischen Polyarthritis einmal umfassend auseinandersetzen wollen, sich belesen wollen, dann empfehle ich Ihnen eine Monographie aus der Tierärztlichen Hochschule in Hannover. Diese Kollegen haben sich in vielen Jahren mit der Rotlaufarthritis des Schweines beschäftigt und etwas Interessantes gefunden, daß es verschiedene Antigenmodelle gibt, u. a. auch den Colibazillus. Und das finde ich interessant, weil Sie eine ganze Fülle von Anregungen finden, welche Möglichkeiten der Induktion gegeben sind. Veränderungen bei Zink und Kupfer, das haben wir immer wieder gesagt, sind wahrscheinlich post hoc und keine propter hoc Befunde.

Dr. Dr. *Schmidt:*

Vielleicht noch eine kurze Bemerkung aus klinischer Sicht zu dieser Frage der fokaltoxischen Prozesse und ihrer ätiopathogenetischen Bedeutung für die rheumatoide Arthritis.

Dr. *Dettmer:*

Ja, ich würde nur sagen, wir haben da genügend Erfahrung gesammelt. Wir haben vor 30 Jahren, vor 25 Jahren und noch vor 20 Jahren, in der Klinik eine sehr sorgfältige Herdforschung betrieben und wir haben Myriaden von Rheumapatienten sämtliche Zähne rausgerissen, die Mandeln rausgerissen, die Galle rausgenommen und auch den Blinddarm rausgenommen. Das hat an der Polyarthritis überhaupt nichts geändert. Natürlich gibt es Fokaltoxikosen, das bestreitet keiner. Die kennen wir. Die kennen wir auch heute noch in der Klinik und das sind sehr ungemütliche, durchaus mit erheblichen Gelenkbeschwerden einhergehende Zustände, die aber mit der chronischen Polyarthritis, jedenfalls aus meiner Sicht, nichts zu tun haben.

Dr. Dr. *Schmidt:*

Ich möchte noch zwei Fragen stellen, die mir so hier im Verlauf der Tagung gekommen sind. Da war einmal die schwere Anämie im Gefolge der rheumatischen Polyarthritis. Wie stellen sich denn die Kliniker zur Ätiologie dieser Anämie? Woher kommt das eigentlich? Denn es ist doch ein dramatisches Ereignis, diese schwersten Anämien, die wir gerade beim Rheumapatienten häufig sehen.

Dr. *Heinitz:*

Ich darf Ihnen dazu sagen, daß ich das schon viele Jahre verfolge, wie jeder, der rheumatologisch tätig ist, und daß wir auch einen Substitutionsversuch mit Erfolg gemacht haben, aber daß die Fallzeit zu gering ist und daß der Substitutionsversuch eigentlich das bestätigt, was *Milachowsky* bioptisch nachgewiesen hat, und zwar gibt es ein Präparat Inzelloval, in dem Sie Zink, Kupfer und Mangan haben und ich habe allen Polyarthrtikern, die mir zugänglich und damit einverstanden waren, über 3 Wochen das Inzelloval gegeben und habe gesehen, daß der Anstieg des Hämoglobins sich um 1 g in 3 Wochen bewegte. Also ich meine, das ist ein Beweis oder immerhin ein Hinweis dafür, daß die Mineralsubstitution hier echt indiziert ist. Und wahrscheinlich spielt das Kupfer da eine ganz wesentliche Rolle.

Dr. Dr. *Schmidt:*

Und wie sehen Sie die Ätiologie dieser Anämie? Ist das ein Mangel an diesen Elementen?

Dr. *Heinitz:*

Ich würde sagen, das ist eine Mangelanämie.

Dr. Dr. *Schmidt:*

Eine zweite Frage habe ich zur Goldtherapie, die auch ein bißchen in der Diskussion noch zu kurz gekommen ist. Sie ist zwar in mehreren Vorträgen angesprochen worden. Wie kontrolliert kann man denn heute eine Goldtherapie durchführen? Ist es da erforderlich, auch Goldspiegel zu kennen? Wie sind die überhaupt? Herr *Dettmer*, vielleicht können Sie dazu Stellung nehmen.

Dr. *Dettmer:*

Ja, Herr *Müller* in Basel hat ja sehr eingehend über Jahre hinweg Goldspiegel verfolgt bei Polyarthritikern, andere Kollegen auch. Man hat eigentlich gar keine sichere Korrelation zwischen den Goldspiegeln und dem klinischen Effekt beim Gold gefunden. Das ist das eine, so daß man also davon wieder abgegangen ist, Goldspiegel zu messen. Im Grunde therapieren wir – das sagte ich ja schon, insofern fühle ich mich auch als Erfahrungsmediziner – so, daß wir auf die Nebenwirkungen achten und natürlich bei der kleinsten Nebenwirkung, denken Sie an renale oder hepatische Nebenwirkungen oder an Nebenwirkungen auf das Blutbild oder die Blutplättchen, eben das Gold absetzen. Ob ein Zusammenhang zwischen dem Vorhandensein von Gewebsantigenen und dem Effekt der Goldtherapie besteht, wird ja zur Zeit diskutiert. Eines darf man vielleicht auch noch sagen, diese Theorie, daß das Gold die Quervernetzung des Collagens verbessern soll, muß man wohl auch fallen lassen, denn die Arbeit von Herrn Adam ist auch inzwischen widerlegt durch neuere Befunde.

Frage aus dem Auditorium:

Wo ist die Polymyalgia rheumatica einzuordnen, die ebenfalls zu einer hohen Blutsenkung führt?

Dr. *Dettmer:*

Da gibt es unter den Rheumatologen noch Streitereien darüber, in welche Gruppe von Erkrankungen diese Krankheit gehört. Ich bin der Meinung, in die Gruppe der entzündlichen rheumatischen Krankheiten. Bisherige vernünftige Therapie nur mit Cortison.

Frage aus dem Auditorium:

Eine ganz kurze Frage nur. Wie soll man sich in der Praxis verhalten, wenn der Kupferspiegel beim Rheumatiker hoch ist. Soll man dann trotzdem Kupfer geben. Der Kollege hat es ja schon angedeutet. Es ist ein Widerspruch in sich. Hohes Kupfer im Serum und trotzdem gibt man ihm Kupfer. Da komme ich nicht ganz klar.

Dr. Dr. *Schmidt:*

Ja, das ist nicht schwer. Man muß sich die Körperpools vorstellen. Man muß die Pharmakokinetik des Kupfers kennen. Es gibt verschiedene Pools im Körper. Zum Beispiel den Leberpool, Herr Prof. Schrauzer hat auf das Metallothionein hingewiesen, das ein ganz wesentliches Speicherprotein für das Kupfer in der Leber darstellt. Es gibt daneben den mobilisierten, den fließenden Pool im Blut und zwischen diesen beiden bestehen gewisse Wechselwirkungen. Und wenn im peripheren Blut der Spiegel hochgeht, kann in Wirklichkeit im Organ ein schwerer Mangel vorliegen. Es wurde auch über das Kupfer im Knochen gesprochen, wo man diese Verteilungsprozesse nachweisen kann. Insofern ist es in diesen Fällen abzulehnen, und dies wurde zurecht als Kunstfehler bezeichnet, einen erhöhten Kupferwert im Blut dadurch zu normalisieren, daß man etwa eine Kupferausschwemmungstherapie macht, indem man Chelate gibt. Man muß im Gegenteil versuchen, eine Art Retrotransport in die Speicher zu erreichen, indem man noch Kupfer zuführt. Das gilt im übrigen nicht nur für Kupfer. Das gilt auch für Kalzium. Stellen Sie sich eine Osteoporose vor, dann haben Sie zumindest in initialen Stadien hohe Blutspiegel und die Knochen werden laufend entkalkt. Wenn Sie bei einem solchen Patienten die Kalziumwerte normalisieren wollen, indem Sie dafür sorgen, daß renal Kalzium verschwindet, verstärken Sie noch die Osteoporose. Man muß hier eben pathophysiologisch denken.

Frage aus dem Auditorium:

Aber mit dem Kalzium und der Osteoporose, da muß man doch noch daran denken, daß man den Kalziumantagonisten für das Herz gibt, und gleichzeitig hat der Patient eine Osteoporose. Also, ich glaube eher, daß man da Magnesium und Kalzium geben soll.

Dr. Dr. *Schmidt:*

Ich gebe Ihnen recht, daß es natürlich bei Vorliegen mehrerer Krankheitsbilder Probleme geben kann, z. B. wenn Sie aus kardiologischer Indikation kein Kalzium geben dürfen, sondern Antagonisten geben und andererseits eine Osteoporose besteht, die das Skelettsystem entkalkt. Da müssen Sie vielleicht nach diesem Verfahren vorgehen.

Prof. *Schrauzer:*

Das Interessanteste hierbei ist, daß die Mobilisierung des Kupfers zur Bekämpfung der Entzündung unter Umständen einen lokalen Kupfermangel erzeugt, der zur Entkalkung der Knochen führt. Weil bei Kupfermangel Osteoporose einsetzt, so daß man also die Zufuhr von Kupfer nicht unterschätzen soll.

Dr. Dr. *Schmidt:*

Wir sind sehr weit fortgeschritten in der Zeit. Alle möchten sicher zum Mittagessen. Ich darf deswegen die Tagung beschließen. Ich danke allen, die mitgewirkt haben, insbesondere natürlich den Rednern, aber auch allen Diskutanten und dem ganzen Auditorium für seine Geduld. Vielen Dank.

Mineralien und Spurenelemente in Klinik und Praxis

SCHMIDT, Prof. Dr. rer. nat. Dr. med. Karlheinz
BAYER, Dr. rer. nat. Wolfgang (Hrsg.)

Mineralstoffwechsel und Abwehrsystem
Mineralien und Spurenelemente in Klinik und Praxis, Band 1
2. Auflage, 1984
86 Seiten, 23 Abbildungen und 9 Tabellen, kart. mit 2farb. Umschlag,
DM 20,–

Die Bedeutung des Zinks in der Medizin
Mineralien und Spurenelemente in Klinik und Praxis, Band 2
1983
131 Seiten, 25 Abbildungen, 24 Tabellen, kart. mit 2farb. Umschlag,
DM 24,–

Mineralstoffwechsel beim Tumorpatienten
Mineralien und Spurenelemente in Klinik und Praxis, Band 3
1984
92 Seiten, 7 Abbildungen, 4 Tabellen, kart. mit 2farb. Umschlag,
DM 22,–

Mineralstoffwechsel und rheumatischer Formenkreis
Mineralien und Spurenelemente in Klinik und Praxis, Band 4
1986
111 Seiten, 20 Abbildungen, 4 Tabellen, kart. mit 2farb. Umschlag,
ca. DM 21,–

Magnesium
Nutritive metabolische und therapeutische Aspekte

Mineralien und Spurenelemente in Klinik und Praxis, Band 5
1986
Ca. 120 Seiten, zahlreiche Abbildungen und Tabellen, kart. mit 2farb. Umschlag, ca. DM 21,–
(in Vorbereitung)

**Verlag für Medizin
Dr. Ewald Fischer GmbH**
Postfach 105767 · 6900 Heidelberg